健康寿命100年に向けて

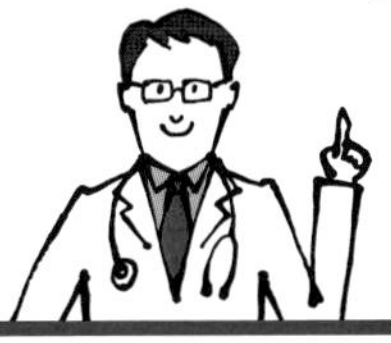

投資家・経営者なら知っておきたい

がんの
「超早期発見・
超早期治療」

森田祐二
同志社大学生命医科学部・
アンチエイジングリサーチセンター／
糖化ストレス研究センター メディカルフェロー

太田清五郎
投資家、経営者

KKロングセラーズ

はじめに――なぜ投資家の僕が、がんの本を書くのか

がんに関する本の著者と言えば、お医者さんや治療経験者の方が多いと思います。専門家が、がんとはどういう病気であるか、どんな治療法があるかなどを本にして伝えてくださるのはありがたいことです。

実際にがんを患った人の体験談をまとめた本もたくさん見受けます。がんになると、だれもが死を意識し、死と向き合わなければならなくなります。さまざまな葛藤の中で心が大きく揺れ動き、治療法を模索します。中には末期のがんから生還された方もいます。そうした方々の赤裸々な体験はとても貴重だと思います。

医療ジャーナリストの方が、客観的にがん治療について取材をして執筆している本もあります。

私は医者でもなければがん患者でもありません。文章を書くことを専門にしている者でもありません。グループで約一〇〇〇人の社員を抱え、さまざまな投資やマネージメントを行っている経営者です。これまで数々のビジネスをやってきましたが、私

が好きなのは株式投資や資産運用、つまり投資家としての仕事です。

投資家がなぜがんの本を書いたのか？　と疑問をもたれる方も多いかと思いますが、自分なりに理由があってのことです。

まず、投資家とは何なのか、簡単に説明します。

将来、価値が上がると思われるものに資金を投じるのが投資家の仕事です。目論見通りに価値が上がれば、その分だけ利益になります。

たとえば、不動産投資というのがあります。ある土地を一〇〇〇万円で買ったとします。自分の家を建てようと買うのではありません。発展しそうな地域の土地なので、きっと値上がりするだろうと見込んで買うのです。これが二〇〇〇万円になれば一〇〇〇万円の利益となります。

うまくいけば大きな利益が得られますが、もちろん読みが外れれば大きな損害が出ます。

投資家というとギャンブラーのように思われがちですが、成功する人は決して一か八かのギャンブルはしません。最先端の情報を的確にキャッチしつつ世の中の流れを慎重に読みながら、価値が上がるものを見つけ出します。

私も多少は実績のある投資家なので、本当に価値があると確信できるものにしか投資をしません。

そんな私が、がん医療（検査法・予防法・治療法）に大きな投資をしました。

本書で紹介するがん医療の価値が上がる！　と私は読んでいるからです。

がん医療の価値が上がるとはどういうことでしょうか？

経済は需要と供給の法則です。ほしがる人が多ければ、商品の価値は高まります。がん医療だったら、その検査・予防・治療を求める人が多いほど、価値は高くなるのです。

がんは長年、死因の一位を占めている怖い病気です。いい検査法、予防法、治療法があれば、みなさん飛びつきます。これから高齢化社会が本番になり、がんの患者さんはますます増えます。需要はもっと高まるはずです。

投資の対象として食指が動きます。

では、どういうがん医療に投資をすればいいか。ここからが投資家の腕の見せ所です。

と言っても、がんという病気の特質を分析していけば、それほど難しくはありません。小さなうちにがんを見つけることができれば完治の確率は高まります。超早期発見ができる検査法があれば価値は上がります。発見するだけでなく、確実に予防できる方法、さらには進行したがんでも治してしまえる治療法、そんな検査法、予防法、治療法があれば、すぐに投資を決断すればいいのです。

しかし、そういうがん医療は簡単には見つかりません。投資家としてのアンテナの精度が大切です。同時に、運にも左右されます。

私は、幸いにもというか、災い転じてと言うか、画期的ながん医療に遭遇しました。運が良かったのです。即座に大きな投資を決断しました。

災いというのはこういうことです。

数年前、重度の糖尿病で苦しみました。五〇過ぎという若さでしたが、糖尿病で体力も気力も奪われてしまい、「もはや、これまで」と人生をあきらめていました。いくつもの医療機関を訪ねましたが、良くなると言ってくれた医師は一人もいませんでした。

そんなときに、**すごい治療法に出あったのです。「幹細胞治療」という最先端医療です**。驚きました。治療を受けるたびにどんどん元気になって、今では一点の曇りもないほどの健康体になりました。まさに奇跡的な治癒だと思います。

幹細胞治療はいわゆる再生医療です。京都大学の山中伸弥先生がｉＰＳ細胞でノーベル賞を受賞し、再生医療は注目を浴びました。私が受けた自分の脂肪由来の幹細胞治療も再生医療のひとつです。ｉＰＳ細胞の治療に比べるとはるかにマイナーな存在ですが、実践的という意味ではとても優秀で、臨床面ではｉＰＳ細胞よりもはるかに前を進んでいると言ってもいいでしょう。私もその恩恵を受けて、はつらつとした青年のような体と心を手に入れました。

幹細胞治療の効果を自分自身の体で体験して、これからの医療は再生医療が柱になると確信しました。そこで表参道に再生医療クリニックを開院しました。「ナチュラルハーモニークリニック表参道」といいます。〝健康寿命を一五年伸ばす〟というコンセプトです。

しかし最大の問題は、がんが健康寿命一五年に対して最大の敵であることを知ったことです。この問題を解決するために、本書で紹介するようながん医療を知ることとなりました。

説明しようがないのですが、幹細胞治療を受けてからの一連の流れに、投資家としての独特の勘が動き始めました。

「これはいける!」という躍動感とでも言えばいいでしょうか。長い投資家の経験からすると、こういう感覚になったときはたいていの場合うまくいきます。

世の中のためにという立派なことを言う気はありませんが、私が投資をすることで、このがん医療が広がれば、結果的に多くの人が助かるはずです。

私と同じように投資を生業としている人が、若くしてがんになり、ビジネスの最前線からドロップアウトしていくのは決して珍しいことではありません。

お金の世界はとてもシビアで、いつも気持ちが張り詰めています。私たちは、その緊張感を快感として生きている〝変人〟です。しかし、知らず知らずのうちに心身へのダメージが積み重なって、私の糖尿病もそうですが、大病を患う人がたくさんいます。

病気によってビジネスをあきらめなければならない悔しさはよくわかります。せめて平均寿命までは健康でいて、投資家として完全燃焼したいし、してもらいたい。投資家に限りません。だれもがたった一度の人生、死ぬ瞬間まで思う存分生き切りたいと思っているはずです。そうできない一番の大敵はがんなのです。

がんは早期に発見し、早期に治療する。できればがんにはならないほうがいいので予防に力を入れる。忙しくて気がついたらがんが広がっていたとなっても、治癒する可能性のある治療法がある。

そんな世の中になるといい、と私は願っています。

私の投資が多くの人の役に立てば、私はたくさんの利益を得ることができます。まさにウインウインの関係が作れるのです。

投資家としてこんなうれしいことはありません。

そんな理由で、この本を書きました。

どうぞ最後まで読んでください。せっかくの人生、がんで途中下車することのないようにしたいものです。

なお本書は、医療の素人である私を指導して下さった故松山淳先生と共同執筆の途中でした。先生と共に「健康寿命を一五年伸ばす」をコンセプトにクリニックを運営してきました。その志を多くの医師の先生方と引き継ぎ、夢を叶えてまいります。
また本書の医学的記述は、全て森田祐二医師の監修の元、執筆しています。

太田清五郎

もくじ

第三章 進行したがんを治療する

私が投資をしたがん医療

第四章

対談『がんを未然に防ぐ、がん治療の選択肢を広げるために、我々ができること』

第五章　がんって何だろう？

第一章

がんを克服する道をひらく

親しい人ががんになって感じたこと

数年前、身近な人が二人、がんになりました。

一人は母親です。彼女は胃がんで、幸い転移もなかったので、胃を全摘することでひとまずは治癒しました。

手術という現代医療のおかげで生き延びることができたのは良かったのですが、胃を全部取ってしまったので術後の食べ物は全て細かく砕いた流動食となり、退院してからも以前のように食事を楽しむことができなくなりました。

おいしいものを食べるのが好きだった母にとっては、人生の楽しみの半分が奪われてしまったようなものです。食べられないことが原因で外出も嫌がるようになり、自宅にこもるようになってしまいました。

再発するのではないだろうかという不安もあったのでしょう。はつらつとしていた、かつての母の姿がなくなり、どこかおどおどした毎日を過ごしていました。

母ばかりではありません。私のまわりにも何人もいますが、ビジネスで大成功した人が、がんと診断された途端にしょんぼりしてしまうことはよくあることです。

がんになると、肉体面ばかりではなく精神面にも大きなダメージを受けます。仕事でもプライベートでも勢いがなくなってしまい、それまで築いてきた実績がガラガラと崩れてしまうという寂しさを味わいます。

もう一人は、私と同い年で、お互いに親友として信頼、尊敬し合っていたNさんです。

Nさんは、南青山にある『U』という江戸前鮨店のオーナー兼大将でした。『U』は、あの有名なミシュランガイド東京版で二つ星、「極めて美味であり、遠回りをしてでも訪れる価値がある料理」と評される素晴らしい鮨屋です。

Nさんががんで亡くなるまでの六年間、私は必ず毎週水曜日、一度も欠かすことなくお店に伺い、Nさんの握る鮨を食べていました。鮨をつまみながらNさんと会話することは、人生で一番といっていいほどの楽しみだったのです。

ある年のゴールデンウィーク前、「大将（Nさん）が入院している」とお店から連絡がありました。その時にふと、以前Nさんの顔色を見てがんではないかと予感したことを思い出しました。慌てて訪問すると、お店は閉まっており、お会いすることができませんでした。


その後しばらくして、代官山の陸橋を車で走っていたときに、ふと「Nさんはどうしているのだろう？」という思いが頭をよぎりました。その瞬間、携帯が鳴りました。Nさんからの電話でした。

車を止め「大将、大丈夫ですか？」と聞きました。ただならぬ気配が電話の向こうから伝わってきました。

「実は食道がんになっちゃいまして。今は有明のがん研（がん研究会有明病院）にいます」

大将は力のない声で告げ、「今後のことでご相談があります」と言われたのです。

次の日、病院を訪ねました。亡くなる二カ月前でしたが、Nさんはすでに緩和ケア病棟に入っていて、医師から抗がん剤の治療が効かないから、治療をやめるかどうかという話をされていました。

「これからまだ鮨屋をやっていきたいのだけれども、借金もあるから、オーナーになってくれないか」

Nさんは申し訳なさそうに切り出しました。

私に異存があるわけがありません。

「もちろん、いいですよ」

私は快諾しました。

主治医から「抗がん剤が効かない」と言われて、どんなにか不安だったと思いますが、生きる気力は失っていません。将来に対する希望も持っていました。

ただ現実を考えると、Nさんが看板のお店でしたから、彼が入院してからは営業もできず、スタッフの給料も仕入れ代金も払えません。Nさんの体調も含めて、決して楽観できる状態ではありませんでした。

私は、大親友のNさんのためなら何でもしようと覚悟を決めました。ここで私が慌てたり焦ったりするわけにはいきません。

「二人で一緒に告知を受けよう」

私は提案しました。現実をきちんと踏まえた上で、次の一手を打つ必要があります。

主治医から「現実」を告げられました。

「えっ」

肝が据わっているつもりの私でしたが、主治医の言葉にはさすがにショックを受けました。

「もって一カ月くらいでしょう」

二人とも言葉も出ませんでした。Nさんは、腕を組み、目をつむり、口をへの字に結んで、じっと下を向いていました。

しばらくの沈黙のあと、主治医は内視鏡で撮影した食道の映像を見せてくれました。手術の跡が痛々しく残っていました。胃も切除され、横隔膜からの出血も写っていました。

「俺、生きていられないのですね……」

ぼそっとつぶやいたNさんの言葉は、今も耳の奥に残っています。

厳しく悲しい現実を知りました。泣こうがわめこうが、一カ月後にはNさんがいなくなるというシナリオは崩せそうになく、それを前提に動かないといけません。告知を受けた後、私は何とかNさんが生きているうちにお店を再開させよう考えました。急いでお弟子さんにお店を継がせ、急ピッチで営業を再開させました。亡くなる三週間ぐらい前のことでした。

Nさんとご家族をお店に連れて行きました。Nさんはお店やがんばって働いているスタッフの姿を見て涙を流しました。私ももらい泣きしてしまいました。力無い、しかしさわやかな笑顔を残して店を出たNさん。私は彼の後ろ姿が見えなくなるまで見送っていました。

Nさんが亡くなったあと、私はしばらく呆然としていました。何もする気になれませんでした。僕と同い年で、あんなに元気で、寿司業界で一番厳しいと言われた親方が、こんなにあっけなく死ぬのか……。人間は何をやっても、どんなに活躍していても、がんになったら終わりなんだな、と運命の無情さを感じてしまったのです。

「標準治療だけでは不十分ではないのか」

母親とNさん。二人のことがきっかけで、私はがん治療のことを調べはじめました。日本人の二人に一人はがんに罹患し、年間四〇万人近い方ががんで亡くなっているというのは驚きでした。日本全国の死亡者数は年間一三〇～四〇万人くらいですから、三人に一人はがんで亡くなるという計算になります。

新型コロナウイルスが大騒ぎですが、がんの場合、平均すると毎日一〇〇〇人もの人が亡くなっています。もし、「今日、がんで亡くなった方は一〇〇〇人です」と毎日テレビで言われたらどうでしょう。自分もがんで死ぬのではないかという恐怖と不安でうつ病になってしまう人もいるのではないでしょうか。

がんは感染しませんが、それでもこれだけの数の人が亡くなっているのですから、新型コロナウイルス以上に予防にも治療にも力を入れないといけないと思います。

私は医療に関してはまったく無知でした。病気になったら病院へ行けばいいと思っていました。病院へ行けば、故障した車を修理工場で直すように、また元気な体になると信じていたのです。

手術をしたり薬を飲めば治ってしまう病気もあります。しかし、病気もだんだん複雑化してきて、こうすれば確実に治るという治療法がないものも増えています。私が苦しんだ糖尿病もそのひとつで、薬と生活習慣の改善で症状をコントロールすることはできても、完治にもっていくのはとても難しいようです。

がんはその最たるものです。

早期に発見できれば、手術で病巣を摘出すれば治ります。ところが、がんがやっかいなのは転移があったり再発することです。

「手術は成功しました」と言われても安心できません。転移というのは、体のあちこちにがん細胞が飛び散って別の臓器でがんが発生することです。転移があると治療は一気に難しくなります。

手術できれいに取ったのに、またがんが出てくることを再発と言います。ある外科医に聞きましたが、完璧な手術をしたつもりでも、数カ月後に再発して病院へ戻って来る患者さんは少なくないそうです。一度再発すると、転移と同じでとても治療が難しくなります。

手術と並んでよく使われる治療が抗がん剤治療です。いい薬がどんどん開発されて期待は高まっています。手術のあとに抗がん剤で再発や転移を防ぐという治療も行われています。

しかし、抗がん剤はきつい薬なのでどうしても副作用が伴います。がん細胞の特徴は分裂の速さです。抗がん剤には分裂の速い細胞を選択的にやっつけるという性質があります。しかし、分裂が速いのはがん細胞だけではありません。消化器の粘膜や毛根などの細胞も分裂が早いので抗がん剤の影響を受けてしまいます。そのため、個人差はあるようですが、ひどい吐き気があったり、髪の毛が抜けたり、食欲がなくなったり、だるくて動けなくなったりと、患者さんはつらい副作用に耐えないといけないのです。

分子標的薬と言って、がん細胞を選択的に攻撃しようとする抗がん剤も開発されていますが、それでも副作用は避けられません。

放射線治療も機器や技術が目覚ましく進み、大きな期待のかかる治療法です。従来の放射線治療は、がんのある部位とその周囲を放射線で焼いてしまうというものでしたから、正常な細胞にもダメージがあって、消化器に放射線を当てれば吐き気や食欲不振、下痢などの副作用が出ることがあります。頸頭部だと口内炎や口の中の乾燥、脱毛でつらい思いをする方がいます。放射線を照射した皮膚にかゆみや痛みが出ることもあります。全身のだるさを訴える人もいます。

最近は、がんをピンポイントで攻撃できるような優れた装置が登場して、かなり副作用は抑えられるようになりましたが、それでも体にはそれなりに負担がかかるようです。

手術、抗がん剤、放射線という標準治療は確かに進歩しています。それはとても評価できることですが、それでもNさんのように助けたくても助けられない命はたくさんあります。

「標準治療だけでは不十分なのではないか」

私は思いました。何かプラスアルファの治療法が必要です。あるいは、がん対策のあり方を考え直す必要もあるのかもしれません。

「どういうがん医療があれば、もっとたくさんの人の命が救われるのだろうか」

ずっと考え続けました。

がんは大変な病気です。

がんになってしまうと、長年がんばって築き上げた地位とか財産が水の泡になってしまいます。そのことは身近な人をがんで亡くしてよくわかりました。

がんは他人事ではありません。いつ自分ががんになるかわかりません。私も努力して築いた今の財産や地位を、がんで失いたくはありません。自分のためにも、がんやがん治療のことを知っておきたいという気持ちがあって、いろいろ調べ、考えてみたのです。

一番いいのは、がんにならないことです。しかしながら、現実には二人に一人ががんになっています。これからはもっと増えるのではないでしょうか。手をこまねいていたら、自分自身ががんになる確率がどんどん高まっていくのです。

どうしたらいいか。

一〇〇パーセントの予防が無理なら、なることを前提に考えてみないといけません。がんになるのは仕方ないとしたら何が大切か？

がんを早期に発見することです。早めにがんを見つければ治療も簡単だし、転移や再発のリスクも低くなります。とにかく、定期的に検査をしてがんが小さなうちに見つけてしまって治療をすれば大事に至らずに完治するはずです。

ただ、今の病院で行っている検査では、がんがある程度の大きさにならないと見つけられないという技術的な限界があります。見つかったときには転移があったという場合もあります。手術で取り切れても再発することもあります。

残念ながら、今の検査技術では早期発見と言っても安心できないのが現状です。がんの治癒率を高めるには、もっと早期に発見できる技術が必要です。検査法の発展が、がん医療のとても重要なポイントだ、と私は考えています。

もしも、超早期のがんを発見できる検査法が開発されたらすごいことです。がんに対する心配や不安は劇的に減少するでしょう。

超早期発見&体に負担のない予防法でがんにならない

しかし、いくら早期発見をしても治療法がなければ困ります。通常の検査で見つからないような小さながんを見つけたとして、「手術をして胃を全摘しましょう」と言われたら、だれもが躊躇するだろうと思います。

人間には免疫力という強力な防衛機能があって、日々、何千個と発生しているがん細胞を排除してくれています。超早期発見で見つかったがんも、免疫の力で消えてしまうかもしれません。

できれば、超早期のがんに対しては、手術とか強い薬という体に負担がかかるような治療法はしたくないのが多くの人の感覚だと思います。

あくまでも、超早期の発見の段階では、発がん・発症予防という形で手を打っておこう。そういうレベルでの医療があればいいと思いませんか。

現代医学は治療が中心で予防はあまり重視されていません。病気になってはじめて医療が機能します。予防と言えば、食事に注意しましょうとか運動をしましょうといった程度のことで、ライフスタイルの域を超えるものではなく、医療の範疇には入りません。本気でがんを克服しようとするなら、治療法の発展ももちろん大切ですが、それ以上にもっと医療という立場で予防に取り組んでいく必要があると思います。

超早期にがんを発見する。

これが予防の第一段階です。

検査でグレーと診断されたら、その段階で手を打つ。がん細胞が大きくならないようにする。できたら消えてしまうような治療があるといい。それもソフトな治療法で対処することが大切です。

どうでしょう。これならがんで亡くなる人は激減すると思います。

「そんなうまい話があるのか？」

疑問に感じる人もいるかと思いますが、自分が体調を悪くしたのがきっかけで、私は驚きの超早期発見＆予防の方法を見つけました。それについては後述します。

超早期発見＆予防で万全かというと、がんというのは私たちの予想を超えてしたたかなので、そういうわけにはいきません。

もう一段階ギアを上げないことには安心ができません。

がんはちょっとした隙間を見つけて勢力を広げていくことがあります。いくら精度の高い検査法が開発されても、必ず、その網の目をくぐって大きくなっていくがん細胞はかならずあります。

定期健診で「異常なし」と出て安心していたところが、一年後には末期のがんだったという方もいます。超早期発見ができる検査法であっても、一〇〇パーセント大丈夫とは言えません。

あるいは、超早期にがんが発見できる検査法を受けたのはいいけれども、検査を受けた時点ですでにがんが大きくなっている場合もあるでしょう。

超早期発見＆予防だけで良しとしないで、もうひとつ手を打っておかないと完全な安心とはいきません。進行したがんに対する効果の高い治療法も用意しておく必要があります。

「そんなの、あるのか？」

疑問はごもっともです。進行したがんを治癒させるのはとても難しいことです。世界中のすぐれた医療者たちが必死になってがん克服を目指しているにもかかわらず、末期のがんを確実に治す方法は見つかっていません。『○○療法で末期がんが消えた！』といった種類の本がたくさん出ていますが、正確には、「消えた人もいる」だろうと思います。ひとつの方法だけで末期のがんを消してしまおうというのは無理があります。

私は、がん医療についてたくさんの情報を仕入れ、専門家にお話をうかがい、自分でも考え抜いて、検査・予防・治療の三段構えが必要だという結論に行き着きました。

まずは超早期にがんを発見します。その段階でがんが大きくならないように予防をすれば安心です。しかし、がんが進行した状況で見つかった場合、より積極的な治療をします。末期のがんだと、標準治療だけでは治すのは難しいでしょう。標準治療に

代わる、あるいはプラスする治療法が必要です。

そういうがん医療を構築できれば、がんによって夢をあきらめなければならない人は減るはずです。

もし、そういうがん医療が確立できるのであれば、私は迷わずに投資をします。必ず大きな利益を生むからです。そして、その治療法が広がれば、たくさんの人ががんの恐怖から逃れることができるし、進行したがんになっても治癒する希望をもてることになります。私も得をする。まわりも喜ぶ。これこそウィンウィンの関係です。

投資家というと、お金儲けばかりを考えていると思われますが、中には社会にどういう形で貢献できるかを考えている投資家もいることを知ってほしいと思います。私も偉そうなことは言えません。ずっとお金第一の仕事をしてきました。

しかし、自分が大病をしたこと、親しい人をがんで亡くしたことで、少しずつ考え方が変わりつつあります。

投資家という立場でがんを克服したい。ビジネスとしても成功したい。

それが私の今の野望です。

野望が崩れる最大の原因はがん

私は、投資家にとって一番大事なものは「時間」だと思っています。

投資家は、時間をこんなふうに考えます。

株式や資産運用を年利七％で一〇年間行ったとすると、資産がちょうど二倍になります。手元に一億円の資産があるとしたら、一〇年後には二億円になる計算です。

私は一〇〇歳まで生きようとは思わないのですが、今は五〇代ですから、平均寿命まで元気でいられたら、その間にしっかりと資産を増やすことができます。

ところが、平均寿命を迎える前に健康を損ねて仕事ができなくなってしまえば、計算通りに利益を出すことができません。資産を増やすはずの一〇年の間にがんになったり、死んでしまうことは、私たちにとっては敗北なのです。

一〇年間生きれば、二億円という資産が、家族や子どもに残せます。自分の老後に使うこともできます。ところが、病気になれば、儲けがなくなるばかりではなく、元手の一億円も治療のために使わざるを得なくなるかもしれません。治療に全部使ってしまって、資産がゼロになってしまうこともあるでしょう。お金を増やすのが仕事の投資家にとって、これはつらいことです。

野望が崩れる最大の理由はがんです。だったら、がんにならない、あるいはがんになっても一〇年間は健康を維持できる医療があれば、投資家にとっては安心してお金の動きを長期にわたって計算できますから、とてもありがたいことです。

そんなことを考えるうちに、俄然、がん医療への興味が膨らんできました。より良いがん医療を広めるのは、自分の健康を守り仕事を成功させる上でも、とても重要なことだし、うまくいけば大きな利益を得られます。

ここで私が何者か、経歴を簡単にお話しておきます。

最初の東京オリンピックが開催された前年に生まれた私は、戦後の高度経済成長期とともに幼少時代を過ごしました。その後、第一次石油危機によって世界経済が停滞する中で、安定成長を続ける日本で大学を卒業し、経営を学ぶため松下政経塾に第九期生として入塾しました。

卒塾後は（株）アンダーセンコンサルティング（現 ㈱アクセンチュア）をはじめとした外資コンサルティング会社で、ＩＴ戦略や再生ファンド直轄の収益改善、企業再生などのプロジェクトを多く手がけました。

なかでも一九九九年にマネックス証券の設立に参画したことが、後に投資家としての大きな経験になったと感じています。その後は複数の会社役員を務めながら、株式投資や資産運用を行い、順風満帆な人生を送っていました。

自分で言うのも変ですが、まさに飛ぶ鳥を落とす勢いでした。ほしいものは何でも手に入りました。ビジネスもプライベートもきらびやかに光り輝いていたのです。

ところが、五〇歳を過ぎて、先にお話したように重度の糖尿病になり、自分の人生はこれでおしまいだと思い詰めるほどの状態になりました。しかし、そのおかげで、すばらしい治療法（幹細胞治療）に出会い、さらにそれがきっかけで「これさえあればがんは怖くない」と思わせられる、がん医療を知り、投資家としてよみがえること

ができました。

人間万事塞翁が馬と言いますが、大きな山に登って有頂天になっていると、ドカーンと谷底に落とされます。でも、またはい上がれる。人生とは面白いものです。特に、お金の世界は浮き沈みが激しくて、昨日まであれほど羽振りが良かった人が、今日はすっからかんということはいくらでもあるのです。

そんな経歴ですから、常に私の頭の中にはお金のことがありました。儲かるかどうかで進む道を判断する。投資家というのは因果な商売です。

ですから、がん医療も投資をする価値があるかどうかという観点から見ます。

「医は算術ではない！」とお叱りを受けるかもしれません。しかし、お金抜きに医療は成り立ちません。だいたい、医師になるのにどれだけのお金がかかるか。クリニックの開業資金もびっくりするほどです。薬の開発費も半端ではないし、設備投資も相当なものになります。投資家の食指が動くような医療でなければ、どんなに理想が高くても絵に描いた餅に終わってしまいます。もちろん、医療を提供することで利益を得ることも考えないといけません。

私は、お金は社会の血液だと思っています。血液が足りなかったり、血流が悪くなれば、人は病気になります。お金が足りない、お金が流れない社会も病気です。社会が不健康であれば、人の健康も毒されます。

二〇二〇年からのコロナ禍を見ればよくわかります。

新型コロナウイルスは、「感染すると死ぬかもしれない」ということで多くの人を不安に陥れ、どこの国も何とかして感染を食い止めようと、さまざまな策を講じました。手洗い、マスクはもちろん、密を避けるために外出自粛を要請し、海外では都市がロックダウンされたり、日本でも緊急事態宣言が出されて人の動きがなくなりました。その結果、お金が流れなくなりました。

金融緩和でお金はあふれているのですが、すみずみまで流れなくては健康な経済とは言えません。投資家はお金を流すのが仕事です。コロナでは、人の流れが制約されてしまったために、お金の流れも偏ってしまったような気がします。

不健康な経済は人の心身を痛めつけます。体の具合が悪くなる人、心を病む人が増えて、悲しくも自ら命を絶つ人もいます。

血液が足先や指先までスムーズに流れることで人は健康に生きられます。社会も末端の人までお金が流れてこそ健康になれるのです。**コロナは、人の体だけでなく、社会をも病気にしてしまいました**。

私は、コロナを機会に、お金のことも真剣に考える必要があると思っています。貯めたり稼ぐことだけではなく、いかに流すか。私たち投資家も、お金を上手に流してこそ、利益が出ます。

私はがん医療に投資をしました。この投資は成功すると確信していますが、ほかの投資家もがん医療に注目するはずです。そうすれば、不治の病と怖がられていたがんを克服できる道が開けてくるはずです。

そういう意味で、私は「医は算術」だと思っています。投資家が投資したいと思える医療を、医療関係者が作り上げて提供することで、結果として医療は発展し、多くの人がつらい病から解放されるのです。

次の章では、私がどんながん医療に投資をしたか、お話しします。

読んでいただければ、「ああ、こういう方法があったのか」と、私が体験したような納得と感動をもっていただけると思います。

がんで、夢をあきらめる時代とお別れしましょう。

第二章

超早期発見&予防医療

私が投資をしたがん医療

がんは早く対処すればするほどいい

私が投資をしたがん医療について、具体的なお話をします。

がん対策というと、治療法に注目が集まります。がん治療は日進月歩。さまざまな治療法が開発されています。西洋医学以外の代替療法の情報もたくさん流れていて、いろいろな治療法を選ぶことができるようになりました。

しかし、がんで亡くなる人は一向に減りません。

どうしてか？　健康診断でがんが見つかったときにすでにがんが進行している状態の人は、どんな治療でも完治させるのが難しいからです。まだ原発の部位に留まっていれば何とか治療はできても、転移したり再発すると、治療は極端に難しくなります。

つまり、がんは時間との勝負です。進行の度合いによって、まったく治療成績が

違ってきます。ということは、治療法だけに期待をするのではなく、できるだけ早くがんを見つけて対処することに意識を向けることが大切だということです。

「早期発見早期治療」。昔からさんざん言われていることなので新鮮味がありませんが、これが徹底されれば、がんは怖い病気ではなくなるはずです。

ただし、今の医療の早期発見では、本当の意味での「早期」ではないということを知っておく必要があります。

今まで以上の超早期の段階でがんを発見できる技術がないと、がんを未然に防ぐことは不可能です。放っておけば消えるかもしれないレベルで対処するくらいでないといけないのです。

かなり前になりますが、ハリウッド女優のアンジェリーナ・ジョリーさんが遺伝子検査で乳がんと子宮がんになるリスクが高いとわかり、乳腺や卵巣、卵管を切除する手術を受けたことが話題になりました。まだがんになっているわけではない。危険性があるというだけのことで、そこまでやったのです。これぞ究極の予防法です。

とは言っても何の問題もない部位を手術で取ってしまうというのは抵抗があります。

彼女の思い切りの良さには感服しますが、もうちょっと穏やかにがんを予防できる方法はないものかと思ってしまいます。

大切なのは、がんのリスクが高いとわかった時点で対処することです。それも、早ければ早いほどいい。そして、いくら早くリスクがわかっても対処法がなければ意味がありません。内臓を切除しなくてもがんを未然に防げる方法を用意しておくことです。

その上で、検査を受けた時点ですでに進行しているがんが見つかった人への対策があれば、がん医療としては画期的なシステムだと思わないでしょうか。

私は、これから紹介するがん医療システムを知って、「これならがんの心配をしなくていい」と興奮しました。

こんなやり方があったのだと、多くの方が驚くことと思います。投資をするかどうか判断をするときには対象を徹底的に研究します。専門家並に詳しくなることもよくあります。がん医療に関しても、この数年で、私はかなりのことを勉強しました。その上で、画期的な方法だと確信したからこそ、投資を決断したのです。

ＣＴＣ検査で超早期にがんを発見する

最初に検査についてお話します。

先ほども言いましたが、一般的ながん検診では、ＰＥＴ（陽電子放射断層撮影）という全身のがんを一度で調べることができる検査でも、がんの大きさが五ミリ～一〇ミリ以上にならないと見つかりませんし、炎症病巣との区別がつけづらいそうです。これくらいの大きさだと、手術で切除するという治療法が第一選択肢になります。今は内視鏡治療という体に負担が少ない手術もありますが、それでも体に傷をつけるわけですから、入院が必要なこともあるし、体力も消耗します。

もっと早く見つけることができれば、治療は格段にやりやすくなります。体へのダメージも手術に比べると、はるかに軽いもので対処できるのです。

がん細胞は、健康な人でも毎日数千個はできていると言われています。免疫力など、人体を健康に保とうとする力が働き、がん細胞が広がるのを防いでいます。

それでも、中には細胞分裂を繰り返して小さながんの塊になる細胞があります。小さながんの塊ができると、簡単に免疫力で消し去ることも難しくなり、がんを発症するリスクは高まります。ただし、この時点でなら、手術をしなくても治癒にもっていける可能性もありますので、小さながんの段階で発見できる検査法が必要なのです。

がんはどうやって大きくなっていくのか？　についてお話しします。

先ほど言ったように正常細胞ががん化することでがんは始まります。正常な細胞はある一定回数の分裂をすれば死んでしまいますが、がん化した細胞は無限に増殖します。放っておくとどんどん大きくなってしまいます。体の中では、それを防ぐための力が働きます。アポトーシスという細胞自身が自滅するシステムがあったり、免疫細胞が排除するといった形で、がん細胞が増えるのを阻止するのです。

しかし、そのすばらしい仕組みもパーフェクトではありません。監視の網をくぐり抜けて成長するがん細胞もあって、分裂を繰り返して徐々にがん細胞の塊＝がん腫瘍になります。数ミリ～一センチ程度になったとき、健診で「がんの可能性があります」と診断されるのです。

もっと早くに、がん化して分裂をしている細胞を見つけることができれば、とだれもが思われるでしょう。私は、そういうすばらしい検査法に出合いました。これが広がれば、がんが超早期に発見できるし、体に負担のかからない治療法でがんを未然に防げると興奮しました。

それがＣＴＣ（血液循環がん細胞）検査です。

がん細胞が分裂をして塊になり大きさが一～一・五ミリくらいになると、新しい血管（新生血管）を伸ばして、正常な血管とつながり、酸素や栄養を横取りします。

新生血管ができると、正常血管内にがん幹細胞が侵入します。血流に乗ってがん幹細胞が散らばります。これが転移の原因になります。がんは酸素や栄養を横取りして本体を成長させながらがん幹細胞をばらまくという恐ろしいことをやっているのです。

この仕組みを検査に応用したのがＣＴＣ検査です。

つまり、血液をとって調べたとき、血液内にがん幹細胞が見つかれば、どこかに一～一・五ミリのがんがあって、新生血管を通って血液内に侵入した可能性が高いと判断

〈超早期発見のイメージ図〉

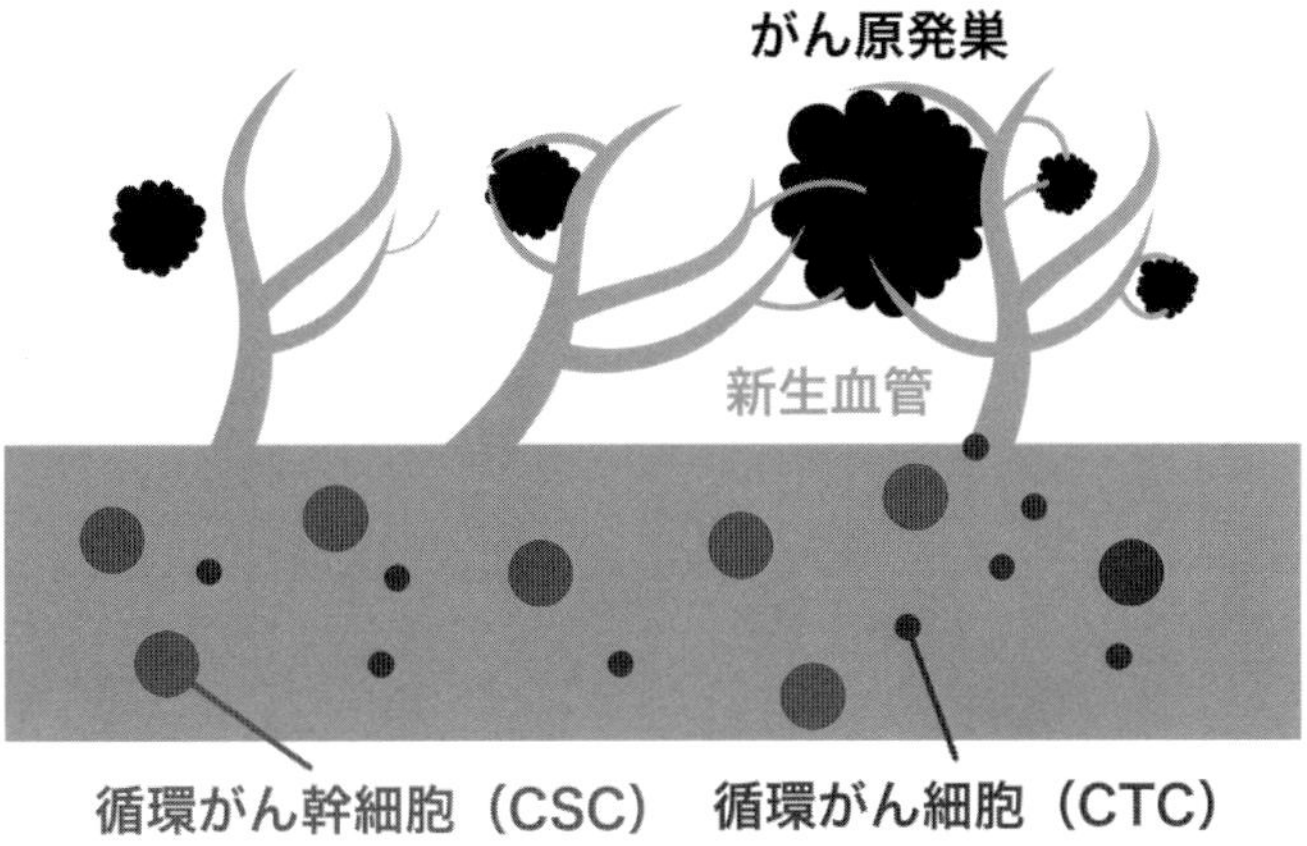
がん原発巣
新生血管
循環がん幹細胞（CSC）
循環がん細胞（CTC）

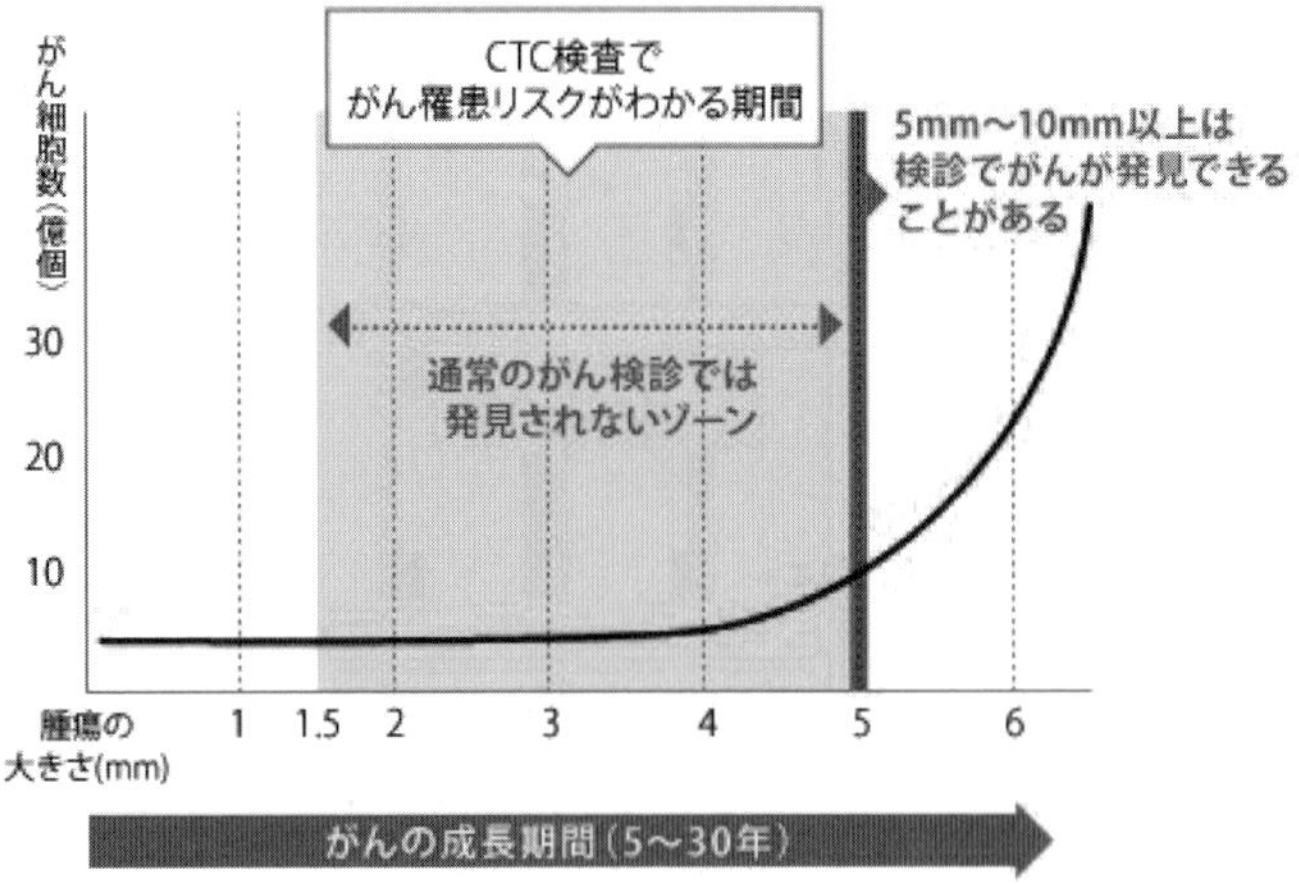
がん細胞数（億個）
30
20
10
CTC検査で
がん罹患リスクがわかる期間
5mm〜10mm以上は
検診でがんが発見できる
ことがある
通常のがん検診では
発見されないゾーン
腫瘍の大きさ(mm)
1
1.5
2
3
4
5
6
がんの成長期間（5〜30年）

できるのです。

この時点で予防治療に入ります。どんな治療をするかは後述しますが、微細ながんですので激しい治療は必要ありません。穏やかにがんを予防することができるのです。

二〇㏄の血液からさまざまな情報を得る

CTC検査は、たった二〇㏄の血液を採取して検査するだけで微小ながんがあるかどうかが分かるものですが、患者さんのがんについて、それ以外にもたくさんの情報を得ることができます。


どんな情報が得られるのでしょうか？

血液中のがん幹細胞を培養することでさまざまな検査が可能になります。遺伝子を検査するのがひとつ。遺伝子には多数の情報が書き込まれています。それを読み取るというのですから、現代科学というのは恐ろしいほど発展しています。

さらに抗がん剤や抗がん物質、放射線などが効くかどうかのチェックもできます。どういった情報なのか。代表的なものを見ていきましょう。

①がん遺伝子解析

がんは遺伝子の変異によって起こる病気です。どの遺伝子に変異があって、細胞ががん化したのかを調べます。

②抗がん剤感受性

約五〇種類の抗がん剤を、培養したがん細胞に六日間投与して、どの抗がん剤の効果が高いのか、あるいはどの抗がん剤が体に大きくダメージを与えてしまうのかなどを調べ、総合的な観点から適した抗がん剤を選びます。

③分子標的薬感受性

分子標的薬というのは、がん細胞だけがもっている分子を選択的に攻撃する抗がん剤のことです。抗がん剤は正常細胞にもダメージを与えますが、分子標的薬はがん細胞だけを狙い撃つことができ比較的副作用を抑えた治療ができると期待されています。

培養したがん細胞を使えば、効果が期待できる分子標的薬が、どの程度がん細胞にダメージを与えるのかを調べることができます。四四種類の分子標的薬のなかから、最も効果の高い薬剤の選別に役立ちます。

④天然成分感受性

天然成分とは、アスコルビン酸（いわゆるビタミンＣ）やフコイダン、クルクミン、ナットウキナーゼなど、薬剤ではない天然に存在する成分のことです。天然の生理活性物質には、直接的ないし間接的な抗がん作用を持つものがあります。

さらに薬にはない効果として、免疫系を刺激して免疫細胞を活性化する効果も期待できる成分もあることから、欧米では抗がん剤に耐えられない状態の患者に使用して、体調の改善を図る目的で使用することもあります。培養したがん細胞に約五〇種類の天然成分を投与して治療に役立つものを選びます。

⑤放射線感受性

がん細胞の放射線治療への抵抗性の有無を検証します。放射線治療が、がんに対して効果があるのかどうかが事前に分かります。

⑥温熱治療感受性

がん組織は一般的に四二℃以上の温度によって壊死しやすいことがわかっていま

す。高周波などで体の深部にあるがん腫瘍を加温し、四二℃以上の温度によって壊死を誘発する温熱治療を行う医療機関もあり、培養したがん細胞を使って、この治療が有効かどうかを調べます。

ほかにも、転移・再発リスクの可能性や、多発性骨髄腫の治療薬として使用されている「サリドマイド」が効くかどうかなどを検査することができます。

また、ＣＴＣ検査はがん治療を行う前の検査としてだけでなく、がんの治療を行ったあと、治療が効いているかどうか、転移や再発リスクはどうかといったことを調べることもできます。つまり、治療が効いていれば、血液中のがん幹細胞が減るか、なくなってしまいます。がん幹細胞が減っていないようだと、違う治療法に代えることで、効かない治療をずっとやり続けることがなくなります。

二〇ccの血液を採取するだけですから、体に負担もかかりません。この検査を上手に使っていけば、危ない！　と思ったらすぐに対処ができるのですから、この検査が広がれば、「手遅れです」と非情な宣告を受ける人は減るはずです。

予防治療1――NK細胞を活性化させる

CTC検査によって微小ながんが体内に存在することが判明した場合、がんがそれ以上大きくならないための予防治療に移行します。

大きくしないばかりではなく、すでにがん幹細胞は血流に乗って全身に広がっていますので、分裂が始まる前に排除してしまわないといけません。

このときに活躍するのが免疫力です。

新型コロナウイルスが広がってから、免疫力は一躍脚光を浴びました。ウイルスや細菌が外から侵入したら、さまざまな免疫細胞がただちに出動して攻撃をします。インフルエンザや新型コロナがいくら流行っていても、すべての人が感染するわけではありません。感染しても軽症ですむ人もたくさんいます。

どうして人によって違うのかというと、免疫力の高い人は感染しにくいし、しても軽くてすむからです。だから、新型コロナウイルスに感染しないためには免疫力を高めた方がいいと声高に言われているのです。がん細胞も免疫力が排除しています。免疫力を高めておけば、がんを未然に防ぐことができます。

私は、たくさんの免疫細胞がある中で「ＮＫ（ナチュラル・キラー）細胞」に注目しています。ＮＫ細胞は、免疫システムの最前線で働くリンパ球の一つで、自然免疫に分類されています。

免疫には、自然免疫と獲得免疫があります。

自然免疫とは、私たちの体に生まれながらに備わっていて、常に体内を巡回しながらがん細胞や、ウイルス、細菌などに感染して異常化した細胞を見つけ出して、いち早く攻撃・殺傷します。ＮＫ細胞のほかにも、マクロファージや好中球、樹状細胞などがあります。

獲得免疫は、文字通り、後天的に獲得する免疫のことです。獲得免疫には、侵入した細菌やウイルスなど病原体を記憶し、再び侵入されたときに素早く対処できるという特徴があります。だから、一度かかった感染症にはかかりにくくなります。免疫の司令塔である樹状細胞やリンパ球（Ｔ細胞やＢ細胞）が獲得免疫にかかわります。

私が注目しているのは自然免疫で、特にＮＫ細胞は発がんを抑える上でとても重要だと言われています。

ＮＫ細胞の活性度と発がんリスクの関係を実証した調査が、埼玉県がんセンターで行われました。個人個人の免疫力の高さと発がんリスクの関係を実証したのは世界で初めてのことです。とても意義のあるすばらしい調査です。

被験者のＮＫ細胞の活性度（ＮＫ細胞活性：一個のＮＫ細胞が何個の感染細胞やがん細胞を破壊することができるかの能力のこと）を「高い」「中程度」「低い」という三グループに分けて一一年間もの長い間追跡調査をしました。

その結果、ＮＫ活性の低いグループの人は、他のグループの人に比べてがん発生率が一・七倍になっていたことが分かりました。

つまりＮＫ細胞が活性化した元気な状態であれば、がんや感染症のリスクも軽減できると証明されたのです。

ところが、ＮＫ細胞は加齢や栄養不足、睡眠不足、ストレスなどの影響で減少することが知られています。リラックスしたり、笑いなどでＮＫ活性が高まるという調査もあります。ちょっとしたことで高まったり低くなったりという非常にデリケートな免疫細胞なのです。

特に、がんと診断されれば、だれもが食欲がなくなったり、眠れなくなったり、不安や恐怖にさいなまれたりします。ＮＫ活性が低下する状況が作られるのです。その上、笑うことも少なくなるでしょうから、なかなかＮＫ細胞が元気になりません。がんと診断されると、もっとも頼りになる最前線の免疫力が低下して、がん細胞がどんどん広がっていくという悪循環に陥ってしまいます。

ＮＫ細胞の働きを確実に高めるには、ＮＫ細胞の数を増やして質を高める必要があります。

そんな方法があるのかと思われるかもしれませんが、きちんと確立され臨床でも使われているやり方があるのです。

患者さんから血液を採取します。そこからＮＫ細胞を分離し、三週間培養すれば数が一〇〇〇倍ほどに増えます。活性化させる処理もします。数が増えて元気になったＮＫ細胞を点滴で体内に戻すことで、免疫力がアップします。自分の細胞を使う方法

〈経過年数でみるがんの発生率〉

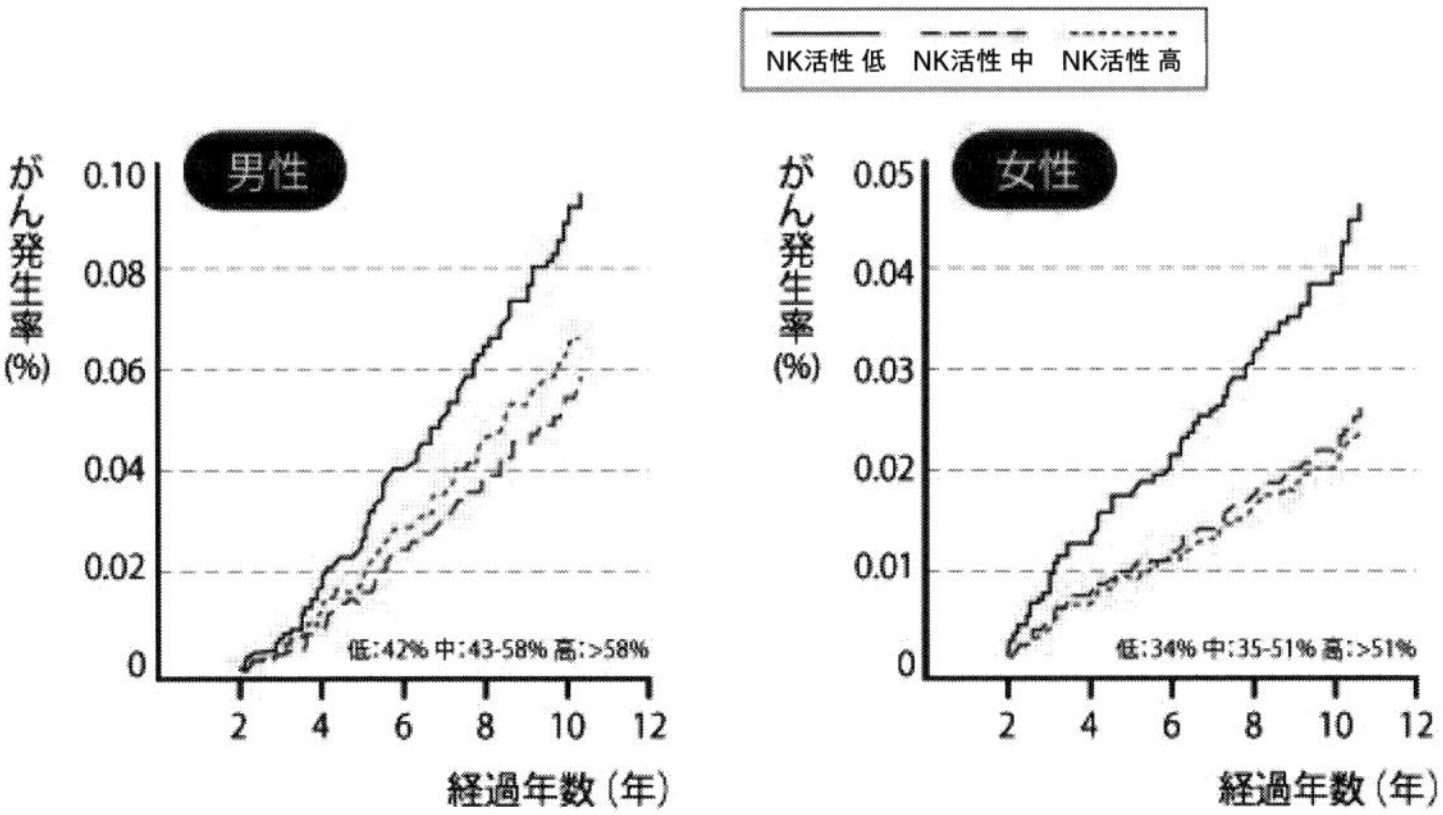

Imai他, 2000より一部改定

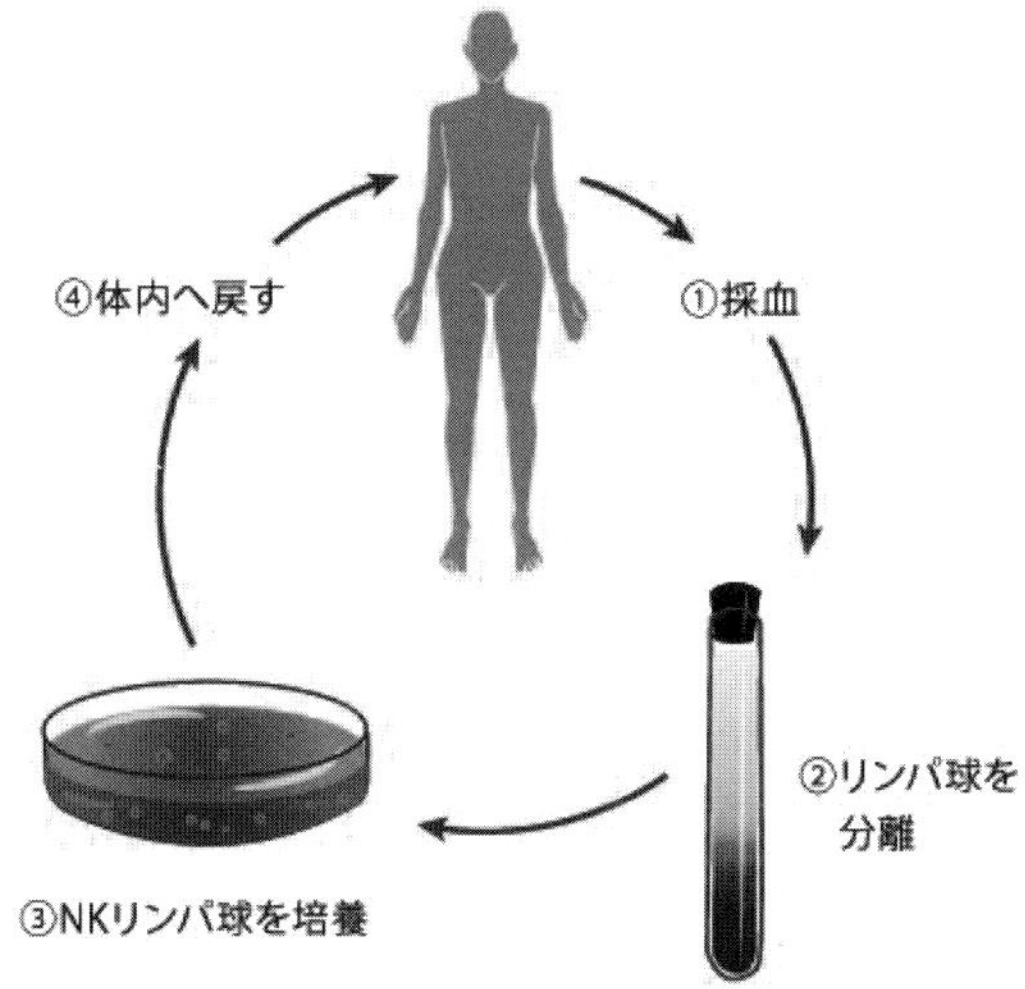

ですから、体の負担も少なくてすみます。

この治療は再生医療カテゴリに入りますので、厚生労働省に提供計画書を提出し、受理されている医療機関でしか受けることはできません。

予防治療2――がん化にストップをかける

私たちの体を構成している細胞は絶えず分裂をくり返しています。分裂の際には、細胞内にある遺伝子も精巧な仕組みでコピーされて、新しい細胞内に格納されます。しかし、遺伝子は緻密にできているため、ちょっとした刺激でダメージを受けて、コピーのときにミスが起こることがあります。化学物質に汚染されたり、あるいはウイルスや細菌に感染することで、遺伝子が傷つき、本来の遺伝子情報が伝わらなくなることもあります。

遺伝子がダメージを受けたまま分裂すれば異常な細胞が増えることになります。がんも異常な細胞のひとつです。

細胞内には、異常が生じたとき、それに対処するための遺伝子が用意されています。その中核になっているのがｐ53という遺伝子です。

ｐ53は「がん抑制遺伝子」の司令塔として、何らかの原因で遺伝子がダメージを受けると、ｐ53は傷を修復しようとして他のがん抑制遺伝子に働きかけます。修復できない場合は細胞をアポトーシスといって、細胞が自ら死を選ぶスイッチをオンにします。

異常のある細胞を増殖させないための「ゲノムの守護神」なのです。

ところが、もし守護神であるｐ53遺伝子が傷ついたら大変なことになります。増殖にストップがかからない細胞がどんどん増え、がんになってしまいます。

この暴走をストップできるとしたら、ＮＫ細胞が放出する「ＴＲＡＩＬ（腫瘍壊死因子）」でしょうか。この因子は、がん細胞を選択的に攻撃できると考えられています。遺伝子が損傷しておかしくなった細胞をアポトーシスに誘導します。

このＴＲＡＩＬも故障することがあります。ｐ53遺伝子が破損し、その上ＴＲＡＩＬ

〈p53遺伝子とTRAILによる治療〉

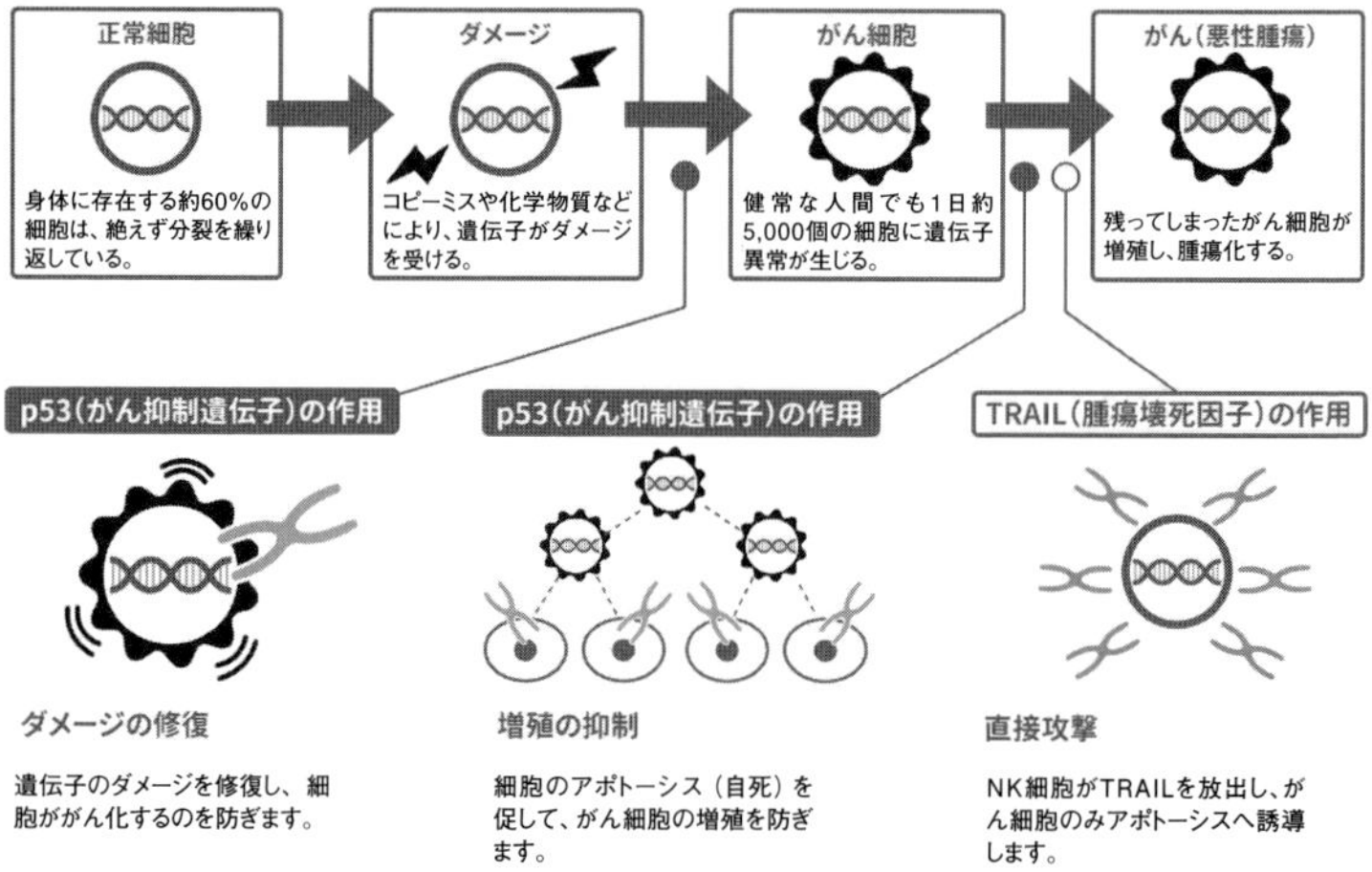

正常細胞
身体に存在する約60%の細胞は、絶えず分裂を繰り返している。
ダメージ
コピーミスや化学物質などにより、遺伝子がダメージを受ける。
がん細胞
健常な人間でも1日約5,000個の細胞に遺伝子異常が生じる。
がん（悪性腫瘍）
残ってしまったがん細胞が増殖し、腫瘍化する。
p53（がん抑制遺伝子）の作用
ダメージの修復
遺伝子のダメージを修復し、細胞ががん化するのを防ぎます。
p53（がん抑制遺伝子）の作用
増殖の抑制
細胞のアポトーシス（自死）を促して、がん細胞の増殖を防ぎます。
TRAIL（腫瘍壊死因子）の作用
直接攻撃
NK細胞がTRAILを放出し、がん細胞のみアポトーシスへ誘導します。

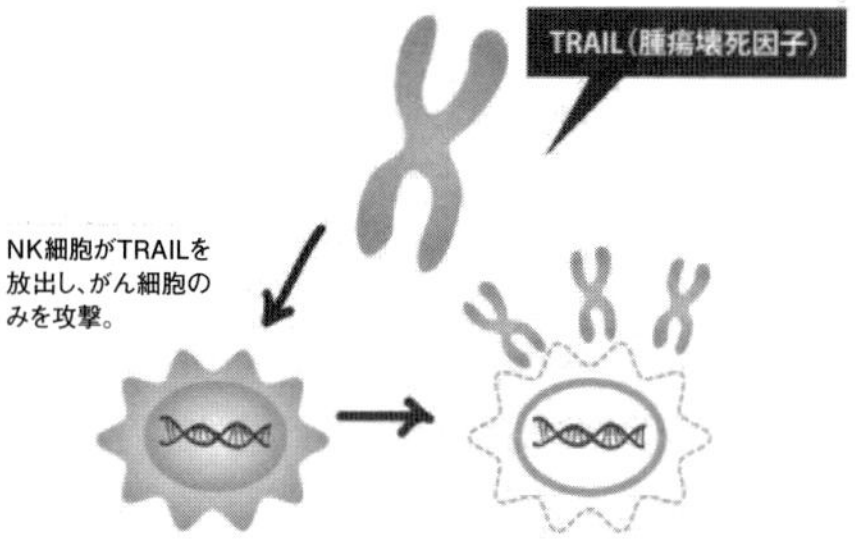

TRAIL（腫瘍壊死因子）
NK細胞がTRAILを放出し、がん細胞のみを攻撃。

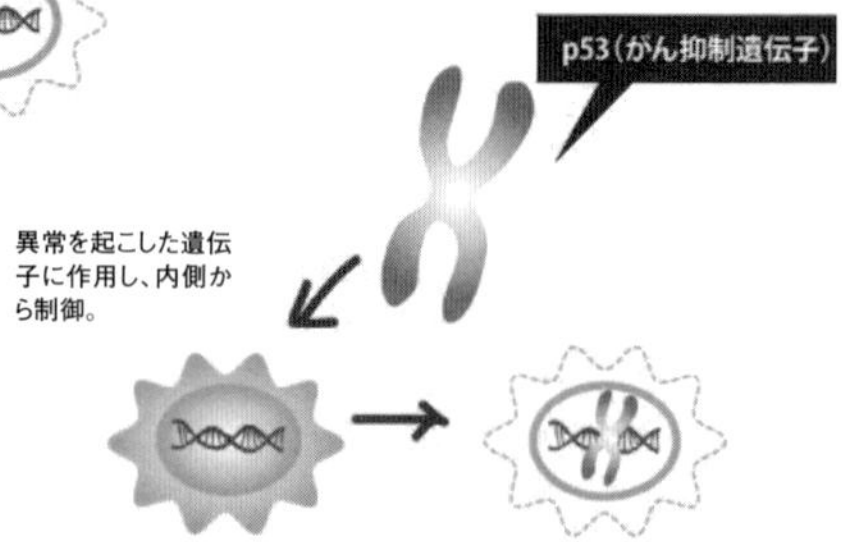

p53（がん抑制遺伝子）
異常を起こした遺伝子に作用し、内側から制御。

も正常に機能しないとなると、厳しいことになります。

一～一・五ミリにまで成長したがんは、両方がトラブっている可能性もあります。ここにも対処しないといけません。そこは遺伝子治療の技術を使います。

遺伝子治療の進歩には目覚ましいものがあって、人工的に作られたｐ53遺伝子とＴＲＡＩＬを、ヒトの細胞膜の構成成分と同様の「リポソーム」というナノサイズの脂のカプセルに搭載して、点滴で体内に送り込むことができます。

リポソーム化した「ｐ53」と「ＴＲＡＩＬ」は全身を巡って、ＥＰＲ効果（後述）によりがん細胞に集積し、ｐ53遺伝子が壊れていたり、ＴＲＡＩＬが放出されない細胞を修復して、がん細胞の増殖をストップすることができます。

つまり、故障した遺伝子を取り換えるわけです。

抗がん剤とは異なり、もともと体の中にある遺伝子や因子と同じものを投入する治療ですので、体の負担が少なく、がんの種類も問わない予防治療になります。

一～一・五ミリのがんなら、この二つの方法で十分に対処できるはずです。

予防治療を行ったあとも定期的にＣＴＣ検査をすることで、治療が効いているかどうかも判定できます。

ＥＰＲ効果を利用して効率のいいがん治療を

超早期発見と治療がいかに大切か、わかっていただけたと思います。検査は血液を二〇ccとるだけ。治療も、血液を採取して体外で培養したＮＫ細胞や、がんを抑制する遺伝子を点滴で戻すだけですから、体にも負担がかかりません。

それに加えて、もうひとつ有力な最新技術があります。次章で進行したがんをどう予防し、治療するかをお話ししますが、その基本となるものです。

ＥＰＲ効果といっても、ご存知の方は少ないでしょう。専門家の間ではかなり注目され、臨床でも利用されつつあるものですが、一般的にはほとんど知られていません。

ＥＰＲ効果とは、抗がん剤のような低分子の薬剤や遺伝子などをがん細胞に効率的に運ぶＤＤＳ（ドラッグデリバリーシステム）の一種です。

わかりやすく説明します。

ＥＰＲ効果を理解するには、がん細胞がどのようにして栄養摂取をして成長していくのかを知っていただかないといけません。

がん細胞は際限なく分裂を繰り返しますので、正常細胞に比べてよりたくさんの栄養が必要になります。どうやって栄養を取り込むか。がん細胞はとても賢くて、自分のところに血液を引っ張ってくる新しい血管を作り出します。正常な血管を流れる血液を自分のところに引き込むことで十分な栄養を得ようとするわけです。この現象を「血管新生」といい、がん細胞が作り出した血管を「新生血管」と呼びます。

がん細胞は、血管壁の増殖をうながす化学物質を分泌します。この物質が近くの血管に届くと、がんに向けて微小な血管がバイパスのように伸びてきます。こうして新しい血管が生まれ、がんに栄養を供給し、がんはいっそう増殖するのです。

このバイパスが作れないようにすればがんを兵糧攻めにできるという考えで作られた薬剤もあります。サリドマイドという薬剤をがん治療に使うことがありますが、この薬には血管新生を抑える効果があります。

新生血管は正常な血管と違って、いわゆる突貫工事で作ったような粗さが目立ちます。血管壁には小さな隙間が空いていて、そこから栄養や酸素が外へ出て周囲の細胞に供給されますが、正常細胞だと数nm（ナノメートル：一mの一〇億分の一）ほどの隙間しかないのに、新生血管には一〇〇～二〇〇nm程度の隙間があちこちにあります。がんには、大きな穴の空いた血管が入り込んでいると考えてもらえばいいでしょう。低分子の小さな薬剤や遺伝子を血管に入れると、がん細胞に届く前に正常な血管にある隙間から漏れ出すことがあります。そうなると、正常な細胞にも影響が出ます。きつい抗がん剤だと、副作用として出ますから、患者さんがつらい思いをするわけです。がん細胞まで届く薬剤の量も減りますから、効果も薄くなります。

そこで医療者は考えました。正常血管の隙間からは漏れずに、薬剤をがんだけに届けられないだろうか。そこで目をつけたのが、新生血管の大きな穴です。

「薬剤を、正常血管の隙間からは出られないけれども、新生血管からは漏れ出すような大きさにすればいいじゃないか」

そこで開発されたのが一〇〇nm程度に加工した薬剤なのです。この大きさの薬剤を注射すれば、正常血管からは漏れ出さず、がんの周辺だけに集中的に集積させることができます。さらに、新生血管からがん細胞の周囲に飛び出した薬剤は、再び正常

〈EPR効果を利用した治療〉

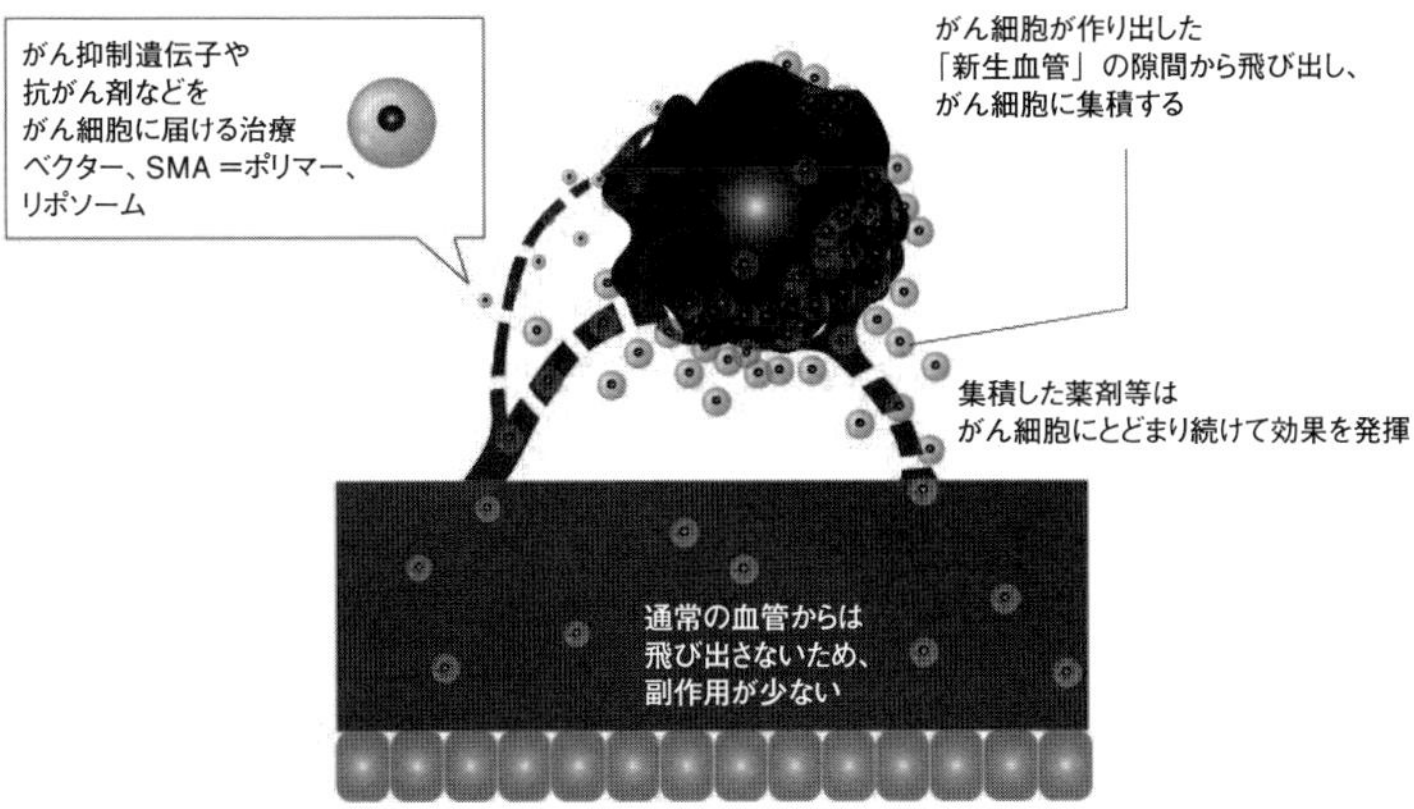
がん抑制遺伝子や
抗がん剤などを
がん細胞に届ける治療
ベクター、SMA＝ポリマー、
リポソーム
がん細胞が作り出した
「新生血管」の隙間から飛び出し、
がん細胞に集積する
集積した薬剤等は
がん細胞にとどまり続けて効果を発揮
通常の血管からは
飛び出さないため、
副作用が少ない

な血管には戻りにくく、下水管のようなリンパ管が、がん組織では未発達なためその場に薬剤がとどまり、がんに対し大いに効果を発揮してくれるのです。**これがEPR効果です**。

これからのがんの予防や治療においては、EPR効果はとても重要な位置づけになるだろう、と私は見ています。

がんが、荒っぽい突貫工事で血管を作ってくれているおかげで、このような新しく効果的なやり方が開発されたのです。

EPR効果を利用した治療は、正常な組織には影響を及ぼさないため、副作用がほとんどないという大きなメリットがあります。

COLUMN

EPR効果の発見

「EPR（Enhanced Permeability and Retention Effect）」を用いる技術は、二〇一六年にノーベル賞候補にもなった前田浩氏が提唱した技術です。

EPR効果を利用した治療は副作用がほとんどないため、普通の生活を送りながら闘病することができます。また副作用が少ないことで放射線治療など他のがん治療との併用も可能なため、医師や研究者の中でも注目を集めています。

前田浩
一般財団法人バイオダイナミックス研究所 所長
熊本大学 名誉教授
大阪大学 招聘教授
東北大学 特任教授

一九三八年、兵庫県生まれ。ＤＤＳ（ドラッグデリバリーシステム）研究の第一人者。東北大学卒業後、フルブライト奨学生としてカリフォルニア大学大学院へ留学。東北大学大学院博士（医学）課程修了後、ハーバード大学がん研究所研究員となる。

一九七一年に熊本大学医学部微生物学講座助教授に着任後、ネオカルチノスタチンの研究から、世界初となる高分子抗がん剤『スマンクス』を開発（一九七九年合成、一九九三年承認）。

あるとき静脈に注入した青色色素が血管の炎症箇所にだけ漏れ出すのを発見し、「がんは炎症と同じである」とひらめき、この着想をもとにがん組織にだけ高分子物質を届ける『ＥＰＲ効果』を用いる技術を開発。本業である細菌感染の研究と抗がん剤の研究が融合した技術である。これは一九八六年一二月に「新しいがん治療の概念」というタイトルで、アメリカの学術雑誌『Cancer Research』に発表された。

以降、二〇一一年日本ＤＤＳ学会 永井賞、日本癌学会 吉田富三賞を受賞。二〇一六

年トムソン・ロイター引用栄誉賞※（化学部門）受賞、ノーベル化学賞候補に挙がる。二〇一七年米国ミシガン州 Wayne State University Roland T. Lakey 賞受賞。二〇一八年には内閣府 瑞宝中綬章を受章。

※アメリカの調査会社トムソン・ロイター社が、研究者の論文の被引用件数や重要度の観点から発表している学術賞。受賞者はノーベル賞受賞の有力候補者とされる。

〈所属学会〉
日本細菌学会・名誉会員
日本ＮＯ（一酸化窒素）学会・名誉会員
国際ＮＯ学会・学術総会長
日本がん予防学会・功労会員
日本ＤＤＳ学会・名誉理事
日本癌学会・日本人名誉会員　ほか

第三章

進行したがんを治療する

私が投資をしたがん医療

ＥＰＲ効果を利用した治療は副作用が少ないだけでなく、狙った腫瘍に薬剤が多く集積するため、がん細胞を破壊する効果が期待できます。進行したがんの治療は非常に難しいのですが、ＥＰＲ効果などを利用した新しいＤＤＳ（ドラッグデリバリーシステム）によるがん治療の可能性が広がったのではないでしょうか。最新のＤＤＳによる副作用がより少ない先進治療を、うまく組み合わせることで進行したがんの治癒にも希望がもてるようになりました。

本章では私が期待するがんの先進治療についてお話しします。

新しい多機能ＤＤＳ「ハイブリッドベクター」

ベクターとはラテン語の〝運び屋（vehere）〟に由来する言葉で、遺伝子などを細胞内に運び込む役割を果たしているもののことを指します。例えば、アストラゼネカ社の新型コロナウイルスのワクチンは、無害化したアデノウイルスをベクターとして使って、新型コロナウイルス表面のスパイクタンパクと同じタンパクを作る遺伝子を送り込み、それを基に作られたタンパクに対する抗体が多量に産生されることにより、増殖を止めるというものです。

遺伝子レベルでの治療が主になると思われる、これからの時代の医療では、ベクターが重要な役割を果たしてくるはずです。

私が注目しているのは、ハイブリッドベクターと言って、ベクシルというリン脂質に、ミセルという微量の界面活性剤を合成したナノサイズのアブラのカプセルです。カプセルの中には抗がん剤や治療用の遺伝子、光感作物質などを封入することが可能です。毒性のある有機溶媒を使用していないため、安全に治療物質をがん細胞に運ぶことができます。

ハイブリッドベクターの面白いところは、二つの機序でがん細胞を破壊する点です。ひとつはハイブリッドベクター自体が制がん作用を持つため、何も封入せずに単体で大量に投与することで、がん細胞を制御することができます。

〈すぐれた特長を持つハイブリッドベクター〉

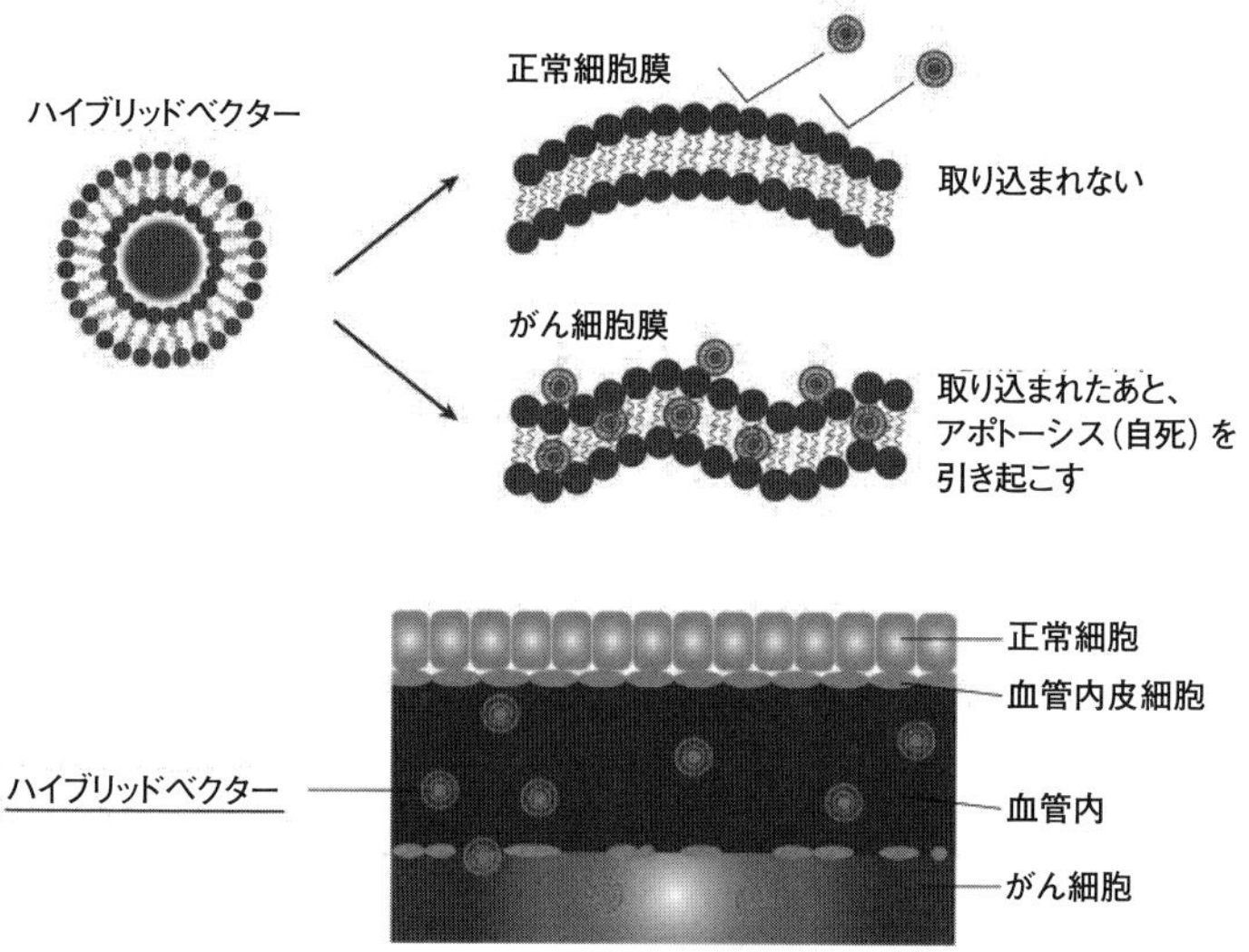

腫瘍組織内に入り込み、がん細胞内に蓄積。
腫瘍内で様々な効果を発揮する。

がん細胞の細胞膜は、しっかりと構成されている正常細胞の細胞膜とくらべて凸凹しており、流動性が高い状態なので、正常細胞膜では弾かれてしまって接着できませんが、**がん細胞膜の凸凹に制がん作用のあるベクターが取り付いて集積し、アポトーシス（自死）を引き起こします**。

もうひとつは、ハイブリッドベクターの平均粒径は約一〇〇nmのため、先ほどご説明したEPR効果で、腫瘍組織の新生血管からのみ飛び出して腫瘍に集積します。ハイブリッドベクター自身に制がん作用があることに加え、さらに、ベクターが集積すればカプセル内に封入した抗がん剤やがん抑制遺伝子などをがん細胞内に導入することができます。ベクターの効果にプラスして、抗がん剤なども働くことで効果が二倍三倍に膨らむのです。

ハイブリッドベクターは、正常な細胞には集まらないため副作用が極めて低く、また生体膜と同じ脂質でできているため、役割を終えると生体内で分解し安全性が高いというメリットがあることも付け加えておきます。

進行したがんにも期待できる遺伝子治療

予防治療でもご紹介した「がん抑制遺伝子」を体内に投与し、壊れた遺伝子を修復し、がん細胞を死滅させて増殖を止める治療法です。この治療では、がん細胞の成長を抑制したり、アポトーシス（自死）を引き起こす遺伝子を、予防治療よりも多種類、点滴や局所注射で体内に投与します。

そもそも体内に正常な遺伝子を送り込み、病気を治そうという試みは一九九〇年に米国において始まりました。最初は免疫不全症の治療からスタートしましたが、世界的に研究が進み、さらには遺伝子工学の技術も向上したことから、今ではがんをはじめ、多くの難治性疾患に対する治療として研究され応用されています。

がんが発症する根本的な原因は、遺伝子が様々な刺激で傷つくことや、細胞分裂時のコピーミスによるものであることから、遺伝子治療が新しいがん治療の選択肢となることが期待されています。

がん抑制遺伝子には、がん細胞の発生を抑える以下のようなメカニズムが備わっています。

①がん細胞の増殖を停止する働き

②壊れた細胞の機能を修復する働き

③細胞を自殺（＝自死、アポトーシス）させる働き

がん抑制遺伝子が壊れてしまうとこれらの働きが失われて、制御を失ったがん細胞は無限に増殖を続けます。そこで、新たにがん抑制遺伝子をがん細胞に導入することによって、本来の機能を回復させようとする試みが、がんの遺伝子治療です。

がんの発病や再発・転移を予防する目的での遺伝子治療では、人工合成のｐ53とＴＲＡＩＬという二種のがん抑制遺伝子を使いますが、がんの治療では、人工的に作られた上記の二種を含む五種類のがん抑制遺伝子の中から、ターゲットとなるがんの種類に応じて最適な組み合わせで使うことになります。

これらの遺伝子を体に害のないウイルスに組み込み、ＥＰＲ効果によって効果的にがん組織に集積させます。感染というウイルスの性質により、がん細胞にしっかりと取り付き、遺伝子ががん細胞内に送り込まれることになります。役割を終えたウイルスはすぐに死滅し、免疫細胞によって排除されます。

〈治療に使用する5種類の遺伝子〉

p53［全てのがん抑制遺伝子の司令塔］

細胞がストレスやDNA損傷などの危険信号を出すと活性化します。がんを防ぐために、ほかの遺伝子に命令を出す司令塔の役割を果たすため「ゲノムの守護者」とも呼ばれています。さまざまな遺伝子DNAの傷を修復し、損傷の多い細胞にはアポトーシスさせるように命令を出します。

TRAIL［アポトーシスシグナルを発信］

がん細胞の表面に存在する受容体（death receptor：死の受容体）にくっつき、アポトーシス誘導シグナルを細胞内に入れる物質です。TRAIL遺伝子を細胞内に送り込むことで、TRAILを生成させて、周囲の正常組織に影響を与えることなく、がん細胞を選択的に攻撃できる体制を作り上げます。

PTEN［がん原遺伝子の制御役］

アポトーシスの抑制や、がん細胞増殖などの役割を果たしているがん原遺伝子

（ＡＫＴ）の働きを制御します。ＰＴＥＮは多くのがんで高頻度に変異や欠損が認められるがん抑制遺伝子です。

Ｃdc6shRNA【がん細胞の増殖を抑制】

がん細胞の周辺で大量に発現して、がん細胞の無限増殖を促進する「Ｃｄｃ６」の発現を阻害し、がん細胞の増殖を停止し、アポトーシスへと誘導します。

p16【がん細胞の初期に対応】

がん細胞の働きを初期で停止させて、細胞老化を誘導します。細胞老化とは、細胞の異常な増殖を防いで発がんを予防する生体防御機構です。正常な細胞ではほとんど機能せず、がん細胞にのみ働きます。

さまざまな遺伝子の故障によって細胞ががん化するわけですから、故障している遺伝子を修復したり取り換えることで、がん細胞は正常細胞に代わったり死滅したりします。がん遺伝子治療はとても理にかなった治療法なのです。

がん遺伝子治療の特徴としては、

1. 効果が出るのが早い
2. 副作用が少ない
3. 耐性（薬が効かなくなる）がほとんどない
4. 抗がん剤や放射線の治療を受けて体力や免疫力が低下している人でも治療が可能
5. 入院の必要がなく、通院で治療が受けられる

といったことがあげられます。
私は、これからのがん治療の主流になるのではと、とても期待しています。

DDSで効果が高まる高分子抗がん剤治療

抗がん剤はがん細胞だけではなく、増殖スピードが速い細胞への影響も大きいとされています。ですから、がん細胞と同じように速く増殖する特性を持つ正常な細胞も

攻撃します。例えば、口腔内や胃、毛根、骨髄、神経などの細胞で、口内炎、吐き気、脱毛、しびれなどの副作用が出るのはそのためです。

高分子抗がん剤治療とは、「CDDP（シスプラチン）」などの薬剤を高分子化して投与する治療です。

よく高分子とか低分子という言葉が出ますが、簡単に説明しておきます。

すべての物質は原子からできています。原子が集まると分子になります。たくさんの原子が集まってできている分子もあれば、少ない数の原子でできている分子もあります。

数個から一〇〇個くらいの原子でできている分子を低分子、数千個以上の原子でできている分子を高分子と言います。

低分子は小さな分子、高分子は大きな分子と考えてもいいかと思います。

シスプラチンは白金原子を持つ、「プラチナ製剤」に分類させる抗がん剤です。白金はDNAと結合して細胞の増殖を防ぎ、抗がん効果を発揮します。シスプラチンは標準治療でよく使用される効果のある

〈シスプラチンの構造〉

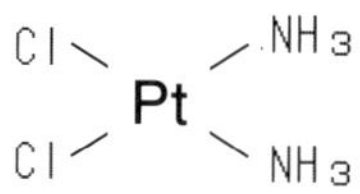

〈高分子抗がん剤治療のしくみ〉

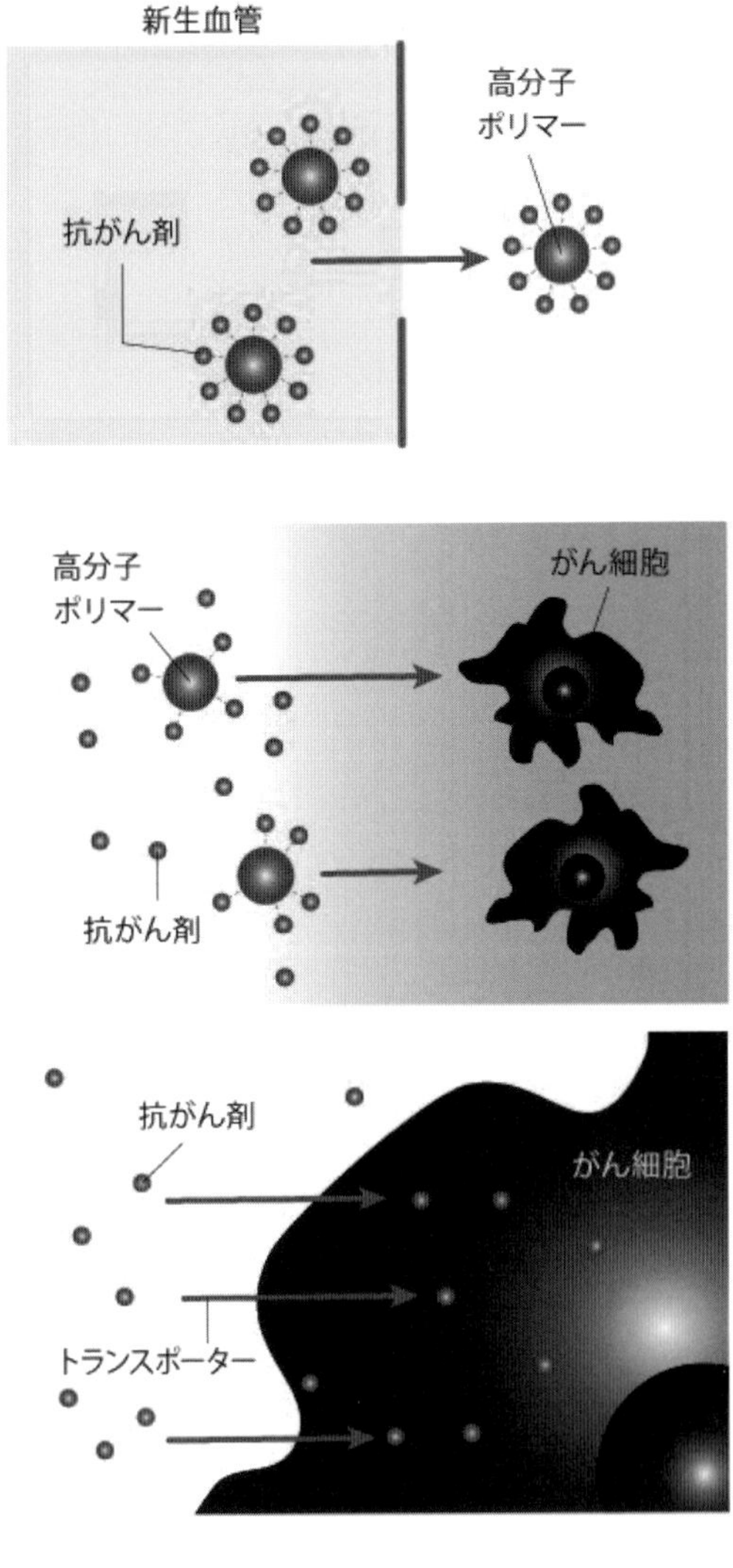

抗がん剤ですが、その分、副作用も大きいといったデメリットがあります。シスプラチンの副作用は、吐き気や腎臓障害、骨髄の機能障害、神経障害などです。特に腎臓に与えるダメージが大きく、標準治療においては、腎臓へのダメージを軽減するために投与前後に一～二リットルの輸液を点滴して排出を促します。

このシスプラチンをＳＭＡ（スマ）という高分子ポリマーで一〇〇nm（ナノメートル）程度の大きさに加工し、「ＳＭＡ－ＣＤＤＰ」という製剤を作ります。先ほどＥＰＲ効果のお話をしましたが、低分子のままだと正常血管の隙間から漏れ出してしまうので、正常な細胞にもダメージを与えてしまいます。

しかし、ＳＭＡ－ＣＤＤＰという高分子製剤として点滴投与すれば、がんの新生血管からしか漏れ出しませんから、がん細胞だけに抗がん剤を集積させて、がん細胞だけを殺傷することができます。

抗がん剤を低分子のまま投与するのではなく、高分子に加工して投与するのが、副作用を抑えつつ抗がん剤の効果を高める上ではとても重要なことです。

高分子抗がん剤治療は、三つのステップでがん細胞に作用します。

1. 高分子ポリマー（SMA）と結合したシスプラチン（SMA－CDDP）がEPR効果により、がん細胞が作り出した新生血管の隙間から漏れ出します。

2. がん組織周辺にある酸性の物質により、高分子ポリマーとシスプラチンが分離します。

3. がん細胞の細胞膜上のトランスポーター（運搬役のタンパク質）が、がん細胞周辺のシスプラチンを内部に取り込みます。

4. この結果、抗がん剤の副作用を減らして、高い治療効果だけを得ることができます。

これまでの抗がん剤治療では、副作用で仕事を辞めざるを得ない、退院してもQOL（生活の質）が低下したという患者の声をよく耳にしますが、この治療では普段通りの生活を送りながら治療を受けることができるのです。

がん細胞だけを攻撃する光免疫療法

「光線療法」と「免疫療法」を組み合わせた画期的なコンビネーション治療です。

まずは、二四～四八時間前に光に反応する光感作物質（ＩＣＧ：インドシアニングリーンなど）を点滴で体内に入れます。光感作物質とは、光が当たることによって、周囲にエネルギーを放出し、酸化反応などを起こす物質のことです。

この光感作物質を一〇〇nm（ナノメートル）程度の高分子に加工されたリポソームの中に封入し、ＥＰＲ効果によってがん細胞に集積させます。

次に、レーザー光線（赤色／近赤外線）による化学反応でがん細胞の周囲に活性酸素が発生し、それによりがん細胞が破壊されアポトーシスを起こすことになります。

〈がん光免疫療法のしくみ〉

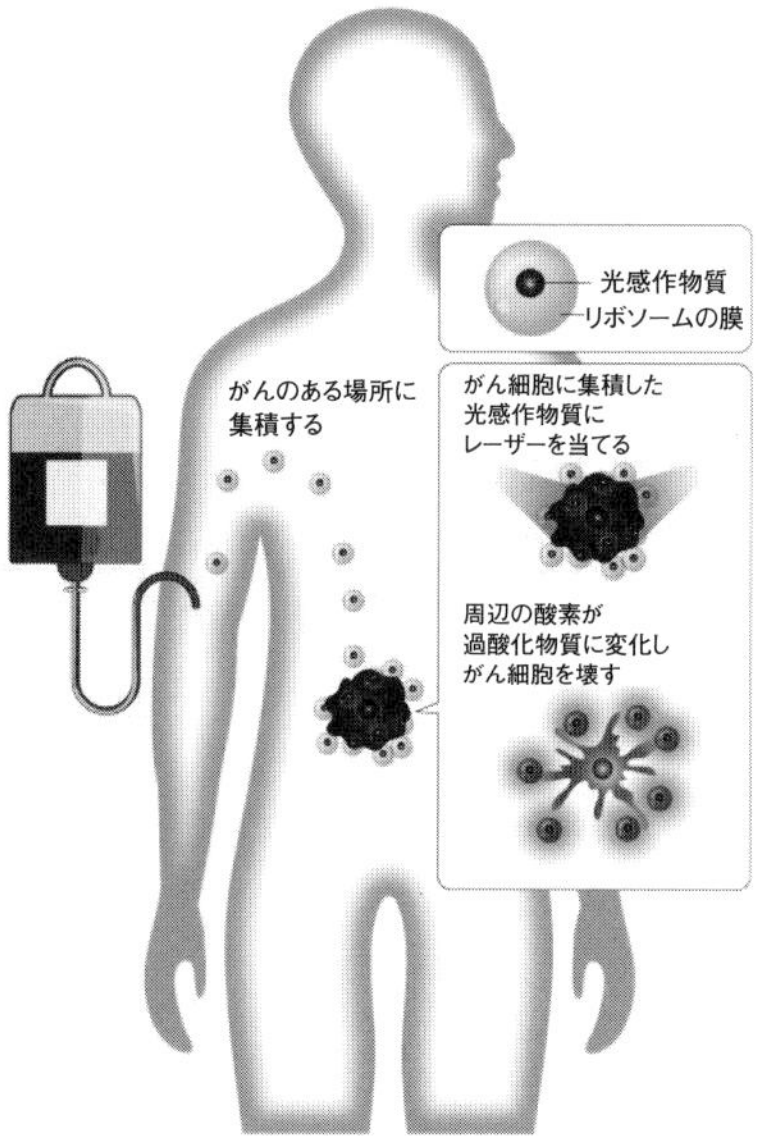
光感作物質
リポソームの膜
がんのある場所に集積する
がん細胞に集積した光感作物質にレーザーを当てる
周辺の酸素が過酸化物質に変化しがん細胞を壊す

さらに、破壊されて周囲に散らばったがん細胞の破片（ペプチド：がん特有のタンパク質抗原）を、免疫細胞の司令塔である樹状細胞ががんの特徴として認識し、それを目印として兵隊のリンパ球に教えて攻撃命令を出します。

つまり前半は光線による局所的な直接攻撃、後半はそれによって誘導された免疫の活性化による全身的な総攻撃という、ダブルの治療効果が期待できるのです。一つの治療で二つの治療をやるのと同じということになります。

自衛隊のような最も信頼できる自分自身の防衛力が活性化し、その防衛情報は獲得免疫として続いていくことになります。

副作用もほとんどありません。周辺の正常細胞は活性酸素を消去する酵素をもっているため、レーザー光線が当たってもダメージを受けないからです。

以上述べてきた方法は、世界的な注目を集め、将来のノーベル賞候補とも言われている治療方法に基づくものです。

米国立衛生研究所（ＮＩＨ）の主任研究員である小林久隆医師が確立した「光免疫療法／近赤外線免疫療法」は、日本では条件付き早期承認制度によって二〇二〇年秋に頭頸部の進行がんに対して承認されました。

がん細胞の表面に現れている「ＥＧＦＲ（上皮成長因子受容体）」というタンパク質にくっつく抗体と、近赤外線で反応を起こす「光感作物質：ＩＲ７００」を合体させた薬剤をつくり、これを前もって点滴で投与します。

投与された薬剤はがん細胞膜上にあるＥＧＦＲに結合し、外部から近赤外線を当て

ると、光感作物質が化学反応を起こして熱が発生し、がんの細胞膜に穴をあけて破壊するという治療です。

「どこが違うのか」という質問をよくされます。あるいは、同じものだと思っている方も少なくないようですので、どこが違うのかをお話しします。

一つ目です。

EGFR抗体が結合するがん細胞は限られています。ワクチンと同じように、抗体を受け止める受容体を持たないがん細胞には結合しないため効果はありません。そのため、適応となるがんの種類が限られてしまうことになります。

一方、先ほどご説明した保険外医療として、ごく一部の医療施設で提供されている方法（ドイツをはじめとするEU各国、米国などで行われている方法）では、どんながん細胞にも結合するリポソームを用いています。

二つ目は、私が推奨する光免疫療法は、一部のがんで保険適用になった方法よりも広く照射できるレーザーマシン『MLDS（マルチレーザーデリバリーシステム）』

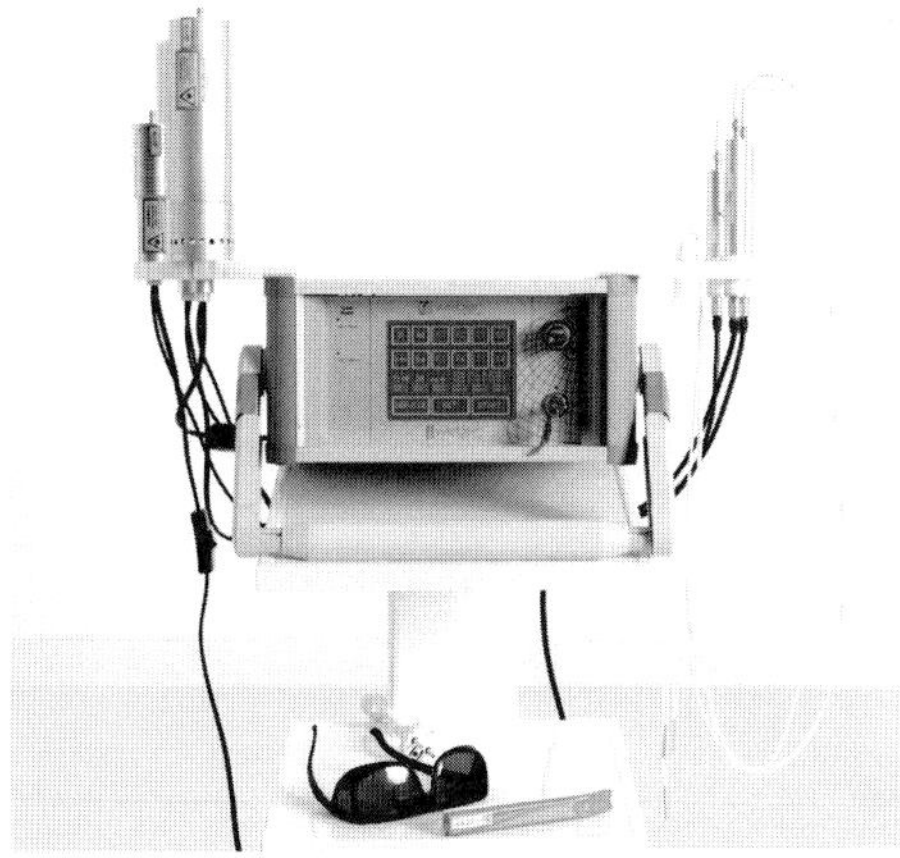

〈アメリカやヨーロッパ各国で医療機器として承認されている
ドイツ製のMLDS（マルチレーザーデリバリーシステム）〉

を使用していることです。

照射範囲が広ければ、再発や転移を防ぐ効果がより期待できることになります。放射線治療と違って、正常な細胞には悪影響を及ぼしませんので、副作用の心配もありません。


三つ目は、**MLDSを用いた治療では、外部からはもちろん、血管内や鼻腔、口腔、関節内、さらには胃カメラを使って胃の中にレーザー光線を照射できます。**

それにより、がん細胞に接近して集中的に照射することができることや、血管内にいるがん細胞をも攻撃することができるという、治療のバリエーションが広いということです。

当たっても熱さを全く感じない、一〇〇mW（ミリワット）以下の六つの低パワー光線（紫外線、青、緑、黄色、赤、赤外線）の出力が可能な装置です。

がん治療では、近赤外線だけでなく、赤色光線も使います。一般的なレーザーは外部から照射しますが、**MLDSは血管の中や関節の中にも細いレーザーファイバーを通して照射できます。外部照射では、直径〇・五㎜のファイバーを専用のレーザー針に接続し、ターゲットとなるがん組織に向けて外部からレーザー針を数本刺し、多方向から集中的に照射することができる**のが大きな特徴です。

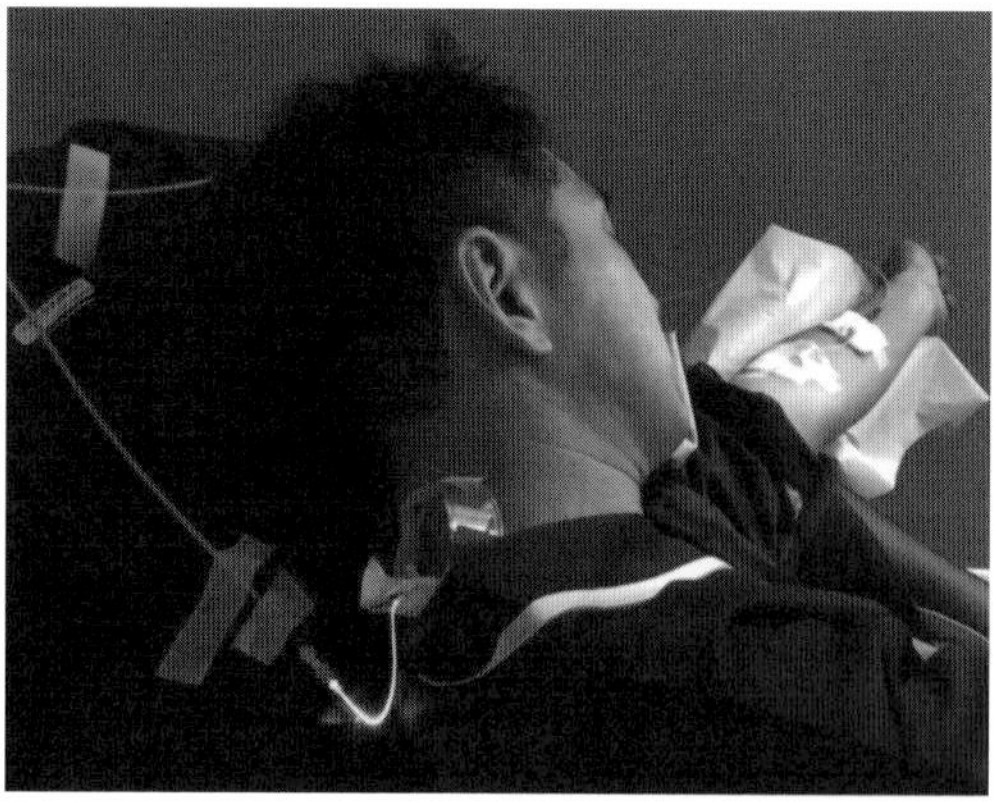

〈MLDSによる治療;頸部および血管内照射(頸部痛例)〉

〈MLDSによる甲状腺がんの光免疫療法〉

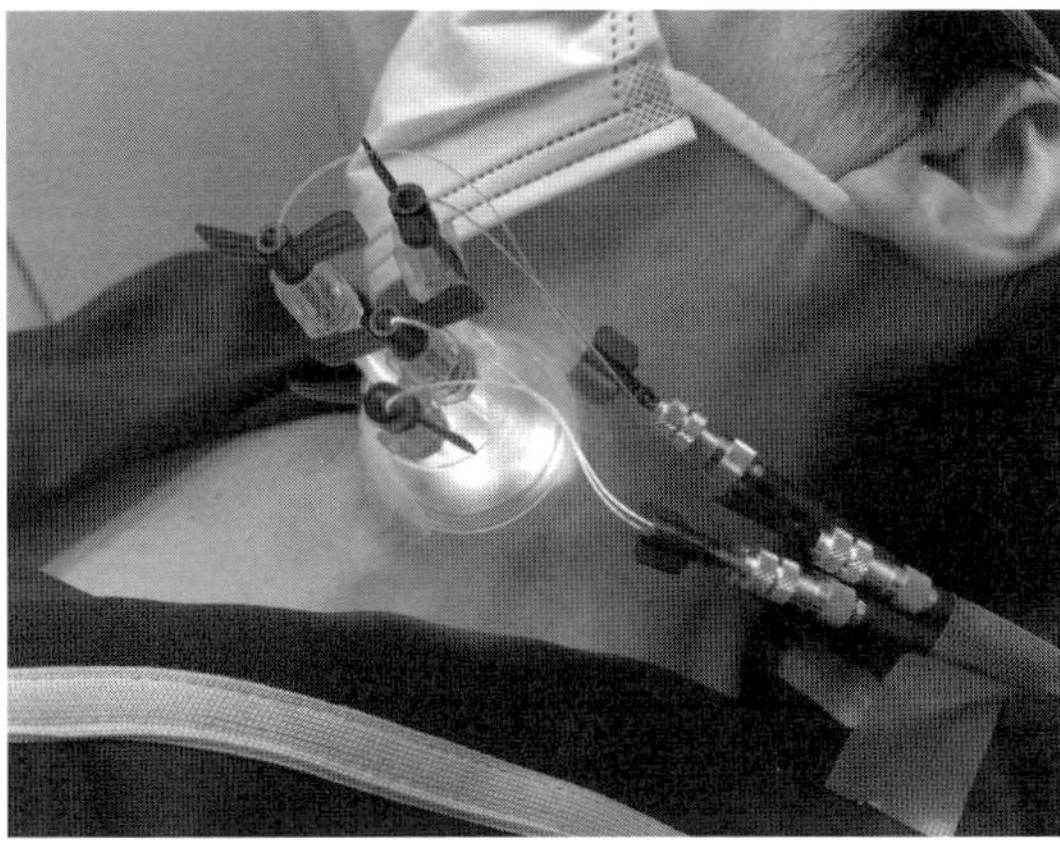

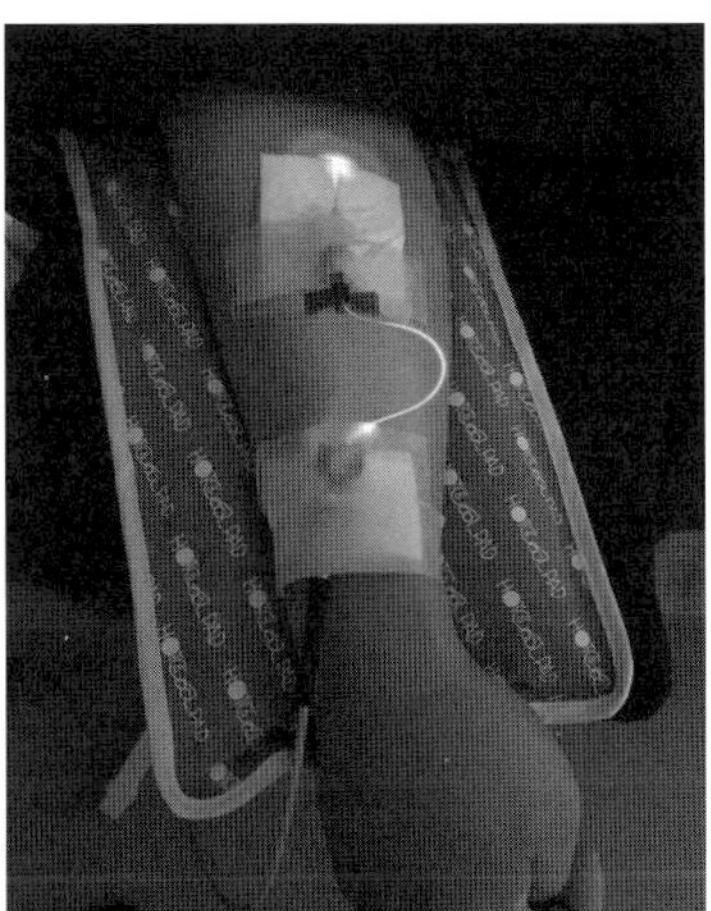

〈血行性転移に対する光免疫療法（血管内光免疫療法）〉

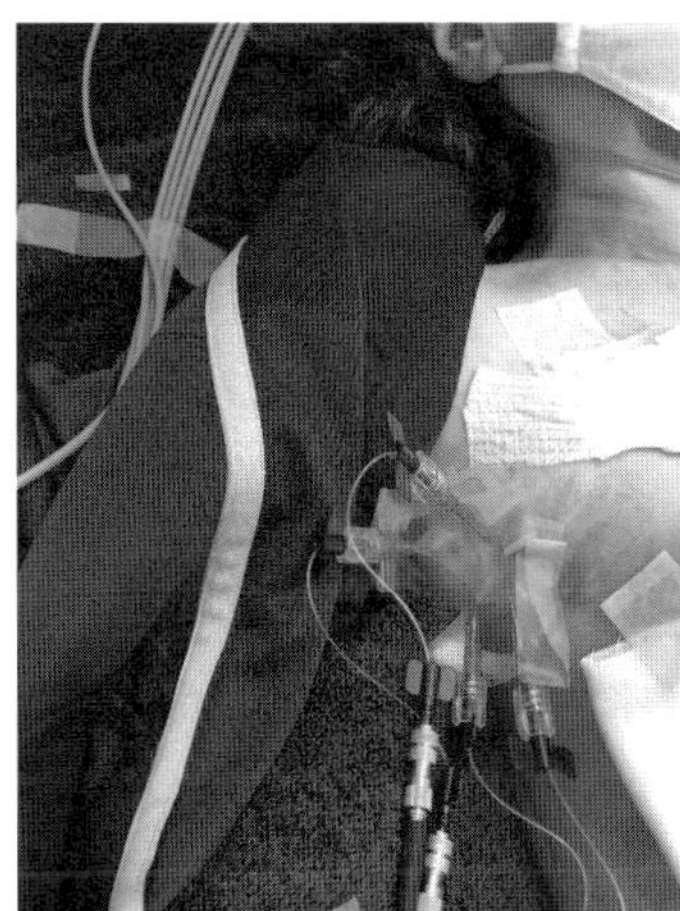

〈リンパ節転移に対する光免疫療法〉

ＭＬＤＳは、がんの治療以外にも、それぞれの色の光線が持つ健康への効果、つまり、幹細胞活性化、テロメラーゼ活性化、抗炎症、エネルギー生産促進、メンタルの安定化、免疫力の増強などの作用を利用して、糖尿病や、五十肩、片頭痛などのさまざまな痛みや、うつ病などの精神疾患の治療、スポーツのパフォーマンスの向上などの目的に使われます。

発生するレーザー光線は、テレビやエアコンなどのリモコンに使われるのと同じような、熱くない無害な光線であることから、安全に幅広い治療が提供できることになります。

免疫力でがんを叩くがん免疫療法

私たちの体には体内で発生したがん細胞や、外から侵入した細菌・ウイルスを監視して撃退する「免疫機能」が備わっています。がん治療では免疫力を高めることがとても重要です。そのための方法がいくつも開発されています。

私は、**ＮＫ細胞**と**樹状細胞**に注目しています。

予防のところでもお話ししましたが、ＮＫ細胞は人体に先天的に備わっている自然免疫に分類されていて常に体の中を見回っています。感染細胞や腫瘍化した細胞など、おかしくなった細胞を見つけると即座に排除しようと働きます。最前線で防御に当たるとても重要な免疫細胞です。ただし、とてもデリケートな面もあって、ストレスがかかったり不規則な生活をしているとＮＫ細胞は弱くなります。そういう隙を狙ってがん細胞が増殖したりします。

ＮＫ細胞が安定して活性化していればがんになるリスクは少なくなります。がんが進行しても、ＮＫ細胞を活性化させれば、がん細胞の分裂を止めたり、消滅させたりする可能性が出てきます。がんが進んでいる方の場合、ＮＫ細胞の活性は低下しています。ＮＫ細胞を元気にしないと治療は始まらないと言ってもいいでしょう。

ＮＫ細胞の活性を高めるための方法として、血液を採取してＮＫ細胞だけを分離さ

せて、特殊な薬剤で活性化させてから体内に戻すという方法がとられます。疲れたスポーツ選手がトレーニングセンターでリフレッシュ、パワーアップしてから戦線に復帰するイメージです。

ＮＫ細胞はがん細胞を見つければすぐに攻撃をします。強化すればするほど、がんに与えるダメージは大きくなります。本当に心強い味方です。

樹状細胞は自分自身でがんを攻撃することはありません。しかし、樹状細胞がないと、がん細胞への攻撃力から言えば免疫力のエースとも言えるキラーTリンパ球を動かすことができません。がん細胞には独自の目印（がん抗原と言う）があります。光免疫療法のところでお話したように、樹状細胞にはこれを認識してTリンパ球に伝えるという役割があります。

樹状細胞からがん抗原が伝えられると、Tリンパ球は一気に活性化しキラーTリンパ球となって、選択的にがん細胞だけを攻撃します。血流に乗って全身を巡りますので、遠くへ転移したがん細胞も攻撃することになります。

〈樹状細胞ワクチン療法のしくみ〉

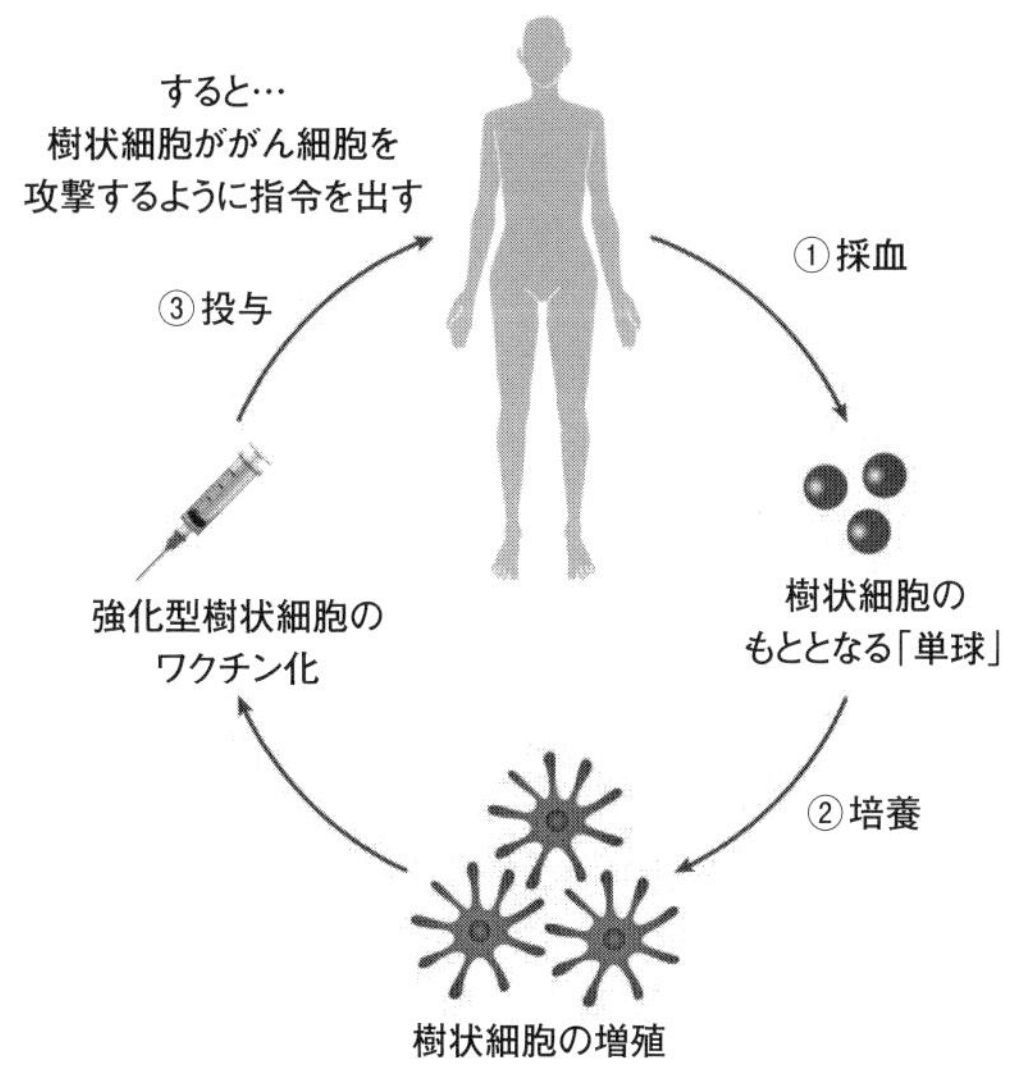

がん患者さんの血液を採取し、樹状細胞のもととなる「単球」を取り出して人工的に樹状細胞に育てます（赤ちゃんの単球から、大人の樹状細胞へ育てる）。そこにがんの目印（がん特有のタンパク抗原）を与えて認識させます。

成熟した樹状細胞をリンパ腺付近に注射すると、樹状細胞はリンパ腺内のTリンパ球にがんの目印を教え、攻撃するように命令を出します。これを数回に渡って繰り返していき獲得免疫をつけていくのが、「樹状細胞ワクチン療法」と呼ばれる免疫療法です。

樹状細胞の研究者であるロックフェラー大学のラルフ・スタインマン博士らが、ノーベル賞を受賞した期待感の高い免疫療法と言えます。スタインマン博士は膵臓がんを患っており、自らこの免疫療法を行って、その効果を示したことでも話題になりました。

NK細胞療法も樹状細胞ワクチン療法も自己の免疫細胞を使うため副作用が少なく、効率的にがん細胞を攻撃します。

がん対策で必要なのは戦略を立てること

がんの治療と言うと、多くの人が手術、抗がん剤、放射線の三大療法を思い浮かべます。まるで、これだけしか治療法がないと思っている節もあります。大きな病院へ行っても、この三つを提示されます。確かに、手術で取り除けるがんなら手術をした方がいいでしょう。抗がん剤や放射線の治療は副作用のリスクもありますが、効果が出るがんもあります。長年、がん治療の主役を務めてきた三大療法ですし、常に進歩していますので、これを否定するつもりはありません。

しかし、三人に一人ががんで亡くなる現状を見ていると、三大療法だけではがんは克服できないと、私には思えてならないのです。

世の中には三大療法以外にたくさんの治療法があります。中には、人からいいと聞かされた治療法に闇雲に飛びつく人もいますが、それは考えものです。経営で言えば、儲かりそうだからと次から次へと新しい事業に手を伸ばすようなものです。だいたいの場合、そういう経営は破綻してしまうものです。

この事業なら手を出しても大丈夫、この事業とこの事業を組み合わせると相乗効果が出るというように、きちんとした戦略をもって事業計画を立て、資金も調達し、人材もそろえるといった準備があってこそ、事業は成功します。

がん対策も大切なのは戦略です。

戦略を立てるには、できるだけたくさんの効果的な治療法を集める必要があります。私もたくさんの治療法を研究しました。その中からえりすぐったのがここまで紹介してきたものです。

繰り返しになりますが、もっとも有力な戦略は「がんにならないようにすること」です。そのためには超早期に発見できる検査法が必要です。

超早期に発見しても放置しておいては意味がありません。がんの芽を早くに見つけ対処する予防法を用意する必要があります。NK細胞療法や遺伝子治療などです。

超早期発見の検査と予防法を定期的にやっていれば、がんになって慌てることはないはずです。

しかし、完璧なものは世の中にありません。

進行したがんになってしまったときのことも考えておく必要があります。ここでも**免疫療法**と**遺伝子治療**が柱になります。

がんの状況によっては、**高分子抗がん剤治療**や**光免疫療法**も有効です。このとき、最新のドラッグデリバリーシステムを活用することで効果も高くなるし、副作用も最小限に抑えることができます。

私は、ここで紹介したがん医療の戦略に惚れ込みました。このがん医療の考え方、方法が広まれば、がんで悩むたくさんの方が救われると信じています。同時に、ビジネスとしても成り立ちます。

世の中のたくさんの人に喜びと希望を与えられるビジネス。理想的な投資先です。

私がなぜ、このがん医療に夢中になって、世の中に広めようとしているのか、わかっていただけたと思います。

第四章

対談『がんを未然に防ぐ、がん治療の選択肢を広げるために、我々ができること』

私は、たくさんの経営者や投資家の知り合いがいますが、中にはがんになって志半ばで挫折した人がいます。彼らは無念な思いを残して檜舞台から身を引きました。私は、自分がそうなったらと想像することがあります。

人はいつかは死にますが、平均寿命までたくさんの年月を残してがんになるのはつらいものです。あと一〇年あれば、一五年長生きできればと思ってしまうでしょう。それも寝たきりの一〇年、一五年ではなく、健康で働ける時間がほしいのです。

その大敵の一番手が、がんです。がんにならないようにし、がんになっても働ける状態でいられるにはどうしたらいいか。私は医療の専門家ではありませんが、私なりに一生懸命に勉強しました。その答えが、ここまで述べてきたことです。

この章では、がんとアンチエイジング医療の専門家である森田祐二先生に、私の思いをぶつけました。先生も真摯に正直にお答えくださいました。いい対談になったと思います。

ぜひ医師と投資家の熱いやり取りをお読みいただいて、死亡原因の一位であるがんをいかに予防、あるいは克服し、健康でバリバリ働くことができるかを、ご自身で考えてみてください。

同志社大学生命医科学部アンチエイジングリサーチセンター／糖化ストレス研究センター Medical Fellow
ナチュラルハーモニークリニック表参道 医療顧問
医師　森田　祐二
×
投資家
株式会社 フォーシス アンド カンパニー 代表取締役会長
太田 清五郎

投資のチャンスをがんで潰させたくない

太田　がんに罹患してしまうと、その人の人生は台無しになってしまいます。できたらがんを防ぎ、なっても効果的な治療を受けて元気にならないといい人生を全うすることができないとつくづく思います。現代では二人に一人ががんになって、三人に一人ががんで死ぬというデータがあるんですね。健康な人でも、他人事ではいられない状況だと思いますね。

森田　人間ががんになる根本的な原因は、細胞分裂により新陳代謝をくり返す多細胞生物であるからなんです。まあ、人類の宿命とでも言いましょうか。

太田　私の周囲を見渡してみると、平均寿命を迎える一〇年くらい前から病気になってしまい、仕事ができなくなったという方が、すごく多いのです。

私は株式などの資産運用もしているんですが、年間七％の利率・複利で運用していると、一〇年たつと資産が二倍になるんですね。仮に一億円の資産があったとしたら、一〇年たったら二億円です。だから一〇年間健康でいられるということは、投資家や経営者にとってすごくバリューがあることなんです。

森田　がんになってしまうと、その種類にもよりますが、一〇年後でも生存率が数％台ということもありますから。

太田　そうです。そうすると亡くなってしまうケースがほとんどで、本人にとっては資産がゼロになっちゃうんですね。だから、がんにならないほうがいいし、がんにならないように健康でいたほうが良いというのが私の考えです。

私は、投資のチャンスを病気で潰させたくないと思っています。会社や資産を守るための、積極的な治療を提供したいと考えて、これがもっとも有効ながん医療だと行き着いたのが、がんの超早期発見と予防治療です。あくまで「病気にならないこと」を中心にがん医療はあるべきだと思っています。

森田　そうですね。しかし、それでも**がんになってしまった場合や、再発の場合は、治療中もなるべくは普段通りの生活が送れるような副作用が少ない治療が選択肢として必要になってきます**。私はそれについても模索しています。

がんの超早期発見検査について

太田　私がまず最初に重要視するのは、がんの超早期発見と予防治療です。一般的ながん検診で発見される腫瘍は、大きさが大体五㎜～一〇㎜以上のものなのです。このくらいの大きさにならないと、ＰＥＴ検査（※1）などの詳細な画像検査でも発見できないそうですね。

私が注目している超早期発見検査では、一般的ながん検診では見つからない、一㎜～一・五㎜程度の微小ながん（腫瘍）を発見できます。さらに、**がんが大きく育つ前に治療して、がんにならないように予防治療を行います**。

これは、海外から輸入した新しい検査法と治療法ですが、海外のほうが、がん医療は進んでいるということになるのでしょうか？

※1　PET……PET（陽電子放射断層撮影）は、がん細胞の活動状況を調べる検査です。がん細胞が多量に取り込むブドウ糖を薬剤にして注射し、薬剤が集積する場所を画像化して調べます。転移の有無や稀ながんの発見に役立ちますが、がんの診断・治療の一環として行う場合を除き、人間ドックなどでは全額自己負担の検査になります。

森田　もちろん日本でも、がんに関する診断や治療方法の研究は欧米先進国に引けを取らないくらい精力的に進められているとは思いますが、**健康保険制度に基づく保険診療が足かせとなって、新しい医療が世に出てきづらくなっています。そんな状況ですので、海外ではよく行われている新しい医療も、日本では自由診療、保険外診療として、多くは一部の民間クリニックでの提供にとどまってしまっています**。

例えば、検査で言えば、海外ではゲノム医療（※2）というものが非常に発展しています。ゲノム医療とは、がん細胞の遺伝子を解析して、それに基づいて薬を選んで治療しようとするものです。日本でもこのゲノム医療を導入してスタートさせましたが、実は的確とは言い切れない形で行われているので、なかなか普及していないのです。

※2　ゲノム医療…… 遺伝子レベルでがんを解析して、そのがんの遺伝子に適合した治療を行うという考え方です。**プレシジョン・メディシン**とも呼ばれます。本稿では「がんゲノム医療」のことを指します。

太田　的確とは言い切れない形とは？

森田　日本でのゲノム医療は、多くは原発巣の病理検体を使ってゲノムを解析し、その遺伝子解析結果に基づいて治療薬を選択するという形になっています。ですが実際は、原発巣と転移巣（※3）にあるそれぞれのがん細胞のタイプが違うこともあるんです。原発巣のがんは過去の結果であって、血液の流れに乗って転移した部位や、再発した部分のがん細胞の遺伝子を見ていることにはならないのです。
結局、せっかくゲノム医療を利用しても再発や転移に対して期待される効果が十分には得られないこともあって、そこで治療を断念してしまい、先へ進めなかったケースもあるんです。

※3　原発巣と転移巣……最初にがん（腫瘍）が発生した病変を原発巣と呼びます。この原発巣からがん細胞が血流やリンパ系に入って移動し、体の他の部分に新しいがんを形成すると、それが転移巣と呼ばれます。

太田　原発巣と、転移先のがんのタイプが違うと、両方に同じ薬は効きませんよね。

森田　まさにそうなんです。私が関心を寄せている超早期発見検査の「ＣＴＣ検査」や「ＣＴＣ総合検査」のほうが、より海外のゲノム医療に近いと言えるでしょう。海外では、とくにトップクラスの人たちが行っているゲノム医療です。

太田　そのままのゲノム医療を持ってきた形ですね。

森田　はい。この検査は、**血液中に流れているＣＴＣという「がん細胞」や、転移の原因となるＣＳＣという「がん幹細胞」を採取して、血液中の数（濃度）を調べたり、有効な治療法を選択するために、がんに関連するさまざまな遺伝子や関連因子を調べる検査ですので、そのがんに効果的な治療が何なのかがハッキリと判ります**。

ＣＴＣやＣＳＣは、いま外へ出てきて暴れているがん細胞ですので、それらの遺伝子を調べることで、事前に行った手術などで取り逃したがんがあるかないか、あるいはそのがんがどれくらい治療に抵抗するのかがわかります。

検査自体は血液検査で済むため、がん組織を取る手術をしなくてもよいということも、大きなメリットですね。

太田　がん患者にとっても、肉体的、時間的な負担が少ないと嬉しいですね。

森田　おっしゃる通りで、**今現在の微小がんの存在や、血行性転移のリスクを客観的にみれますし、効果が期待できる薬剤の種類だとか、温熱療法や、ノーベル賞で脚光を浴びた京大の本庶博士が開発した免疫チェックポイント阻害剤などが適応になるか否かとかもわかる、とても情報量の多い検査です**。この検査は血液検査ですので、からだへの負担が軽いのも嬉しいですね。

さらに発がん、あるいはがん抑制に関与する遺伝子や、がん細胞に関連する様々な情報が得られるので、総合的に見て、その先の治療を的確に目指せることが非常に大きいと思います。

太田　日本だと、がん治療は部位別に保険適用になりますよね。「胃がん」や「子宮がん」などと分類されて、その部位ごとに治療する。

アメリカだと、遺伝子が壊れた情報を基にがんを分類するゲノム医療が、標準的な治療であると聞きます。遺伝子変異をまず血液検査で分類して、例えば僕の女性秘書の子宮がんと僕の胃がんで同じ遺伝子が壊れているとすると、同じがんとして扱うということですよね。

森田　その通りです。

太田　遺伝子情報を分析して、どの遺伝子が壊れているかを特定することから、がん治療をスタートさせる。がんができている部位よりも、どの遺伝子が壊れているかということで、がんを分類する方法が、スタンダードだと僕も思います。

森田　**そもそもがんというのは、がん化する遺伝子のスイッチがオンになったり、がん化を抑制する遺伝子がオフとなって進んでいく病気です。そのスイッチさえ分かれば治療方針は決まってきます**。がんというのは、同じ臓器でもすごく個体差があって、その個体差をきちんと把握して、それに合わせた的確な治療をするというのが理想です。

話は逸れますが、日本で言われているがんの「標準治療」という言葉は誤解を生みやすいですね。そう言われると、患者さんはその治療がスタンダードだと思ってしまう。そういうことではなく、効果や副作用について一定の医学的なエビデンスがあって保険で受けられる治療ということなんです。全員に共通の治療などはなく、そういう意味でのスタンダードではないんです。

がんの予防治療とコストの考え方について

太田　がんの一番の特徴は、無限増殖するということですね？

森田　そうです。正常細胞だと役割が終われば寿命がきますが、がん細胞はそれを無視して永遠に増殖し続けるという不死身の細胞なんです。

太田　この無限増殖を抑えるものに「p53（※4）」や「TRAIL（※5）」というがん抑制遺伝子や因子があって、これらが壊れると無限増殖すると言われています。

「p53」と「TRAIL」をはじめとするがん抑制遺伝子や関連因子のどれが働きが弱っているかという組み合わせで、がんの種別は決まるんですよね。

それを判別するのがゲノム医療で、その遺伝子の壊れ方のパターンによって治療パッケージが決まっているっていうのが、アメリカで今主流の治療だと聞きます。

※4　p53……がんを防ぐために、さまざまな遺伝子に命令を出す、司令塔の役目を行う遺伝子です。遺伝子の損傷などの信号を察知すると活性化し、細胞ががん化するのを防いだり、がん細胞を自死（アポトーシス）させたりします。

※5　TRAIL……NK（ナチュラルキラー）細胞から放出されるサイトカイン伝達物質です。がん細胞に対して選択的に攻撃し、損傷した遺伝子をもつ細胞に炎症を引き起こして発がんを抑制したり、自死のプロセスを促進します。

森田　診断と治療がセットになっているってことが、日本と違いますね。

太田　私が大切だと思うのは、ひとつが一般のがん検診で発見される前の小さな状態でがん細胞を見つける超早期発見検査と、それからもうひとつは見つかったがん細胞を大きくさせない、がんにならないための予防治療なんです。

がんをなくす治療も必要ですが、でき得る限り、がんと認定される前の微小ながんの治療を重視するべきだと思います。なるべく早く発見して、いかにがんを叩けるかというところが重要なポイントなんですよ。そのために、検査だけでなく、がんの予防治療にも力を入れていく必要がありますね。

森田　最初に健康保険制度にもとづく保険診療というのが足かせとなっていると申し上げましたが、保険診療では検査や治療の限界があるし、基本的に予防というより病気になってしまった状態を治すということなので、後手後手になりがちです。

太田さんがおっしゃるように、まずは、がんにならないようにしていく、さらには、治療すれば確実に治るがんの芽の段階、超早期の段階でみつけることを、これからの時代、保険医療の中でもっと検討していく必要があろうかと思います。

また、がんになったとしても、からだに優しく、ダメージを少なく治して、なるべく長生きさせたいというのは私のポリシーとしてあります。特にがん治療に来られる方々は現役で働いている世代が多く、その方々が元気でいるということは、会社や経済も元気になると考えると、非常に意義があることだと思います。

太田　**「CTC総合検査」では、抗がん剤の有効性や、分子標的薬の有効性、それから抗PD－1抗体などの免疫チェックポイント阻害剤が有効かどうかがわかります。**さらには、温熱療法が有効かどうかが判るヒートショックプロテインや、ビタミンCなどの天然成分で効くもの、放射線治療の効果も、治療前にわかる、非常に有用な検査だと思います。そして、そのデータを元にして、予防のための治療法が決まります。

森田　「ＣＴＣ総合検査」は、健康な方の予防医療の指針としても、がんになった方の治療指針としても使えるデータです。そういった意味では、まさしくオーダーメードの医療と言えます。

太田　そうですね。例えば、保険診療では、乳がんだったら数種類の抗がん剤を組み合わせて治療しますが、抗がん剤が当たる確率というのはそんなに高くないと聞きます。例えば三割効果があるとして、七割は効果がないこともある。ところが、**「ＣＴＣ総合検査」を行えば、抗がん剤治療を行う前に、その薬が効くか効かないかが、事前にわかるんですね**。自分のがん細胞で実験するから、精度も高い。

森田　実はがんに効く薬って限られるんです。また、「ＣＴＣ総合検査」では分子標的薬の薬剤まで合わせると、数十種類調べるのですが、結果を見ていると、全く意外なものが有効であると分かったりもします。

太田　一番効果がある薬剤で、七割程度の確率だと聞きますね。それでも一五％とか三〇％の効果しかない薬剤を使うよりも、七〇％の効果があるもののほうがいい。「ＣＴＣ総合検査」の費用は数十万円で、七〇％の効果がある薬剤が分かるというのは、僕ならそんなに高額とは思わないんです。きちんと治療ができて、さっさと仕事に戻れるほうが、お金も稼げますし。

何度も例に出していますが、例えば一〇億円を年七％の複利で運用すると、毎年一億円ずつ利益が上がって、一〇年後には二〇億円になる。がんに罹患してしまうと亡くなる確率が高いですから、一〇年後にゼロになる可能性もあります。

仮に投資として検査費や治療費を考えると、病気の予防管理に一〇〇万円かけるとすると、一〇億円に対して〇・一％のコストになります。〇・一％で自分の健康と命を保全できると考えると、微々たるものだと私は思うんです。保険をかけていると考えてもいい。

あまりお金の話をすると非難されますが、一定金額を検査や予防にかけたほうが、リスクは少ないし、お金も増えるのにちょうどいいんじゃないかと思うんですね。

投資信託の信託報酬って、大体年一％ぐらいかかるんですよ。対して、自分の命に対する保険料が年〇・一％ですから、一〇億円を運用している人であれば、信託報酬より安く、比較して一〇分の一のコストしかかからないので、そのぐらいかけてもいいのではないかとは思います。

森田 なるほど。実際のところは残念ながら十分とは言えない人間ドックに信頼を置いて、すごく高額なお金を払って満足しているエリートの方たちも多いですね。それはそれで受けていただいた上で、「ＣＴＣ検査」や「ＣＴＣ総合検査」などの新しい検査で自分の体がどうなっているかをさらに踏み込んで詳細に見てもらいたいというのが、私たちの願いでもありますね。

太田 中国の経営者や投資家の中には自分の健康だとか寿命に対して、リスクと投資のバランスをちゃんと見て、検査や治療を受ける方がけっこういます。

日本人の金持ちは、私の見た限りだと、病気になってからはもうすごく大騒ぎするんですが、病気になる前はクラブに飲みに行くし、たばこも吸うし、うまいものだけを食べて、要するに不摂生なんですね。

実は私もずっとそういう生活をしていて、四五歳のときに糖尿病を発症しちゃったんです。五〇歳のときには眼底出血もあって、体がへろへろの状態だったんですね。そうするとおいしい物も食べられないし、遊べないし、何もできないんです。がんのリスクもすごく高まっていたと思います。

それで幹細胞治療を受けたことで、糖尿病が完全完治したんです。そのころ、知り合いの中で、がんになって亡くなる方もぼちぼち出てきて。自分が健康になったことがきっかけで、がんも予防すれば寿命が延びるんじゃないかと考えたのです。

再生医療と出会って糖尿病が完治

太田　がん医療に投資を始めたのは、糖尿病を完治した実体験がきっかけです。僕は四五歳の時に糖尿病だと診断されて、五年間治療したんですよ。港区にある、とある有名病院の会員になって、お医者さんも五人ぐらいつけてもらって。すごく沢山の薬を飲んで、当然食事制限も行って、運動もして、がんばって治療を続けたんですね。ところが、五年間がんばったんですけれども、結果として治らなかった。糖尿病って、一度なるとなかなか治らないんですよ。

五年間も結構重い糖尿病でいると、日常生活にすごく支障が出てくるんですね。痛風になって足が痛かったり、血管がぼろぼろになって血の巡りも悪かったり。いろんな弊害が出てきて、目も黄斑変性といって、だんだん目が見えなくなってしまったんですね。食事制限もあるし、とにかく何もできなくなるんです。ほとんど社会生活を送れなくなる。これは本当にまずいと思って、いい先生を五人もつけて治療したんですけど、治らないんです。

ちょうど僕が五一歳のときに、治らないんだったらイチかバチかと思って、まだ再生医療の法律ができる二年前でしたが、**脂肪由来間葉系幹細胞治療を受けました。そうしたら、一年で糖尿病が完治したんですね。体重も一二〇kgから七六kgぐらいまで下がりました。**

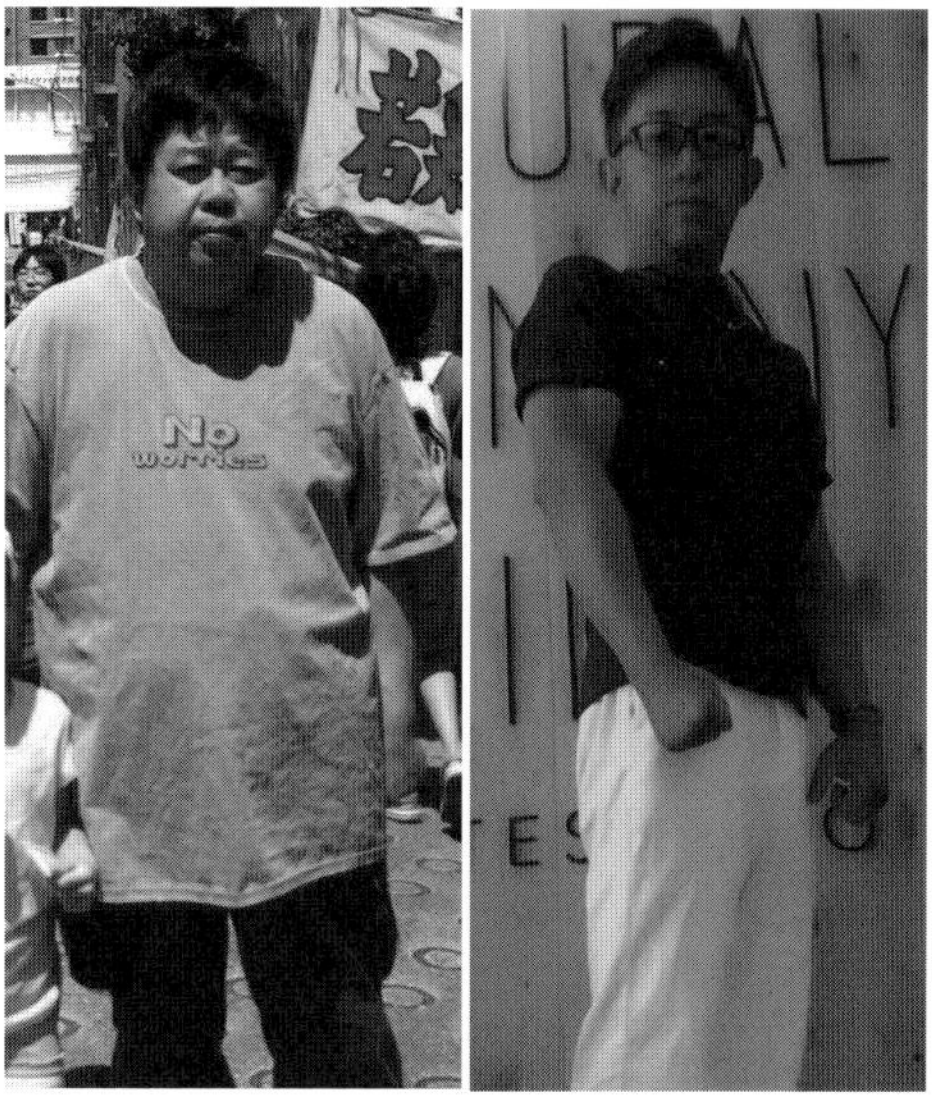

治療前と治療後の体は、外見も大きく変化した

森田　ずいぶん体重を落とされたんですね。

太田　ええ、四〇kgぐらい。それで視力も回復して、男性機能も回復して、ヘモグロビンA1c値も五・六ぐらいまで落ちました。ヘモグロビンA1c値は六・二以上が糖尿病で、八になるとかなり体力的に苦しいんです。だけど、治療後には五ぐらいに数値が落ちて、普通の生活が送れるようになったんです。

健康な人にとってはそう感じないかもしれないですが、五年間糖尿病で具合が悪いということは、あともう五年ぐらいで何か別の病気になると、人生が終わっちゃうという感じなんですね。糖尿病も一〇年罹患すると重症化しますから。あと五年で人生が終わるところが、もう一回人生を取り戻せたというのが、すごく大きい体験でした。そこで、この再生医療は広めたほうがいいな、と思ったんですよ。

幹細胞治療で人が元気になったり、今まで難病とされていた病気が治る理由はまだ完全には解明されていないんですが、治るという事実は出てきているんですね。僕もその一人なんですけれど。それだったら、まずメカニズムの解明とかエビデンスの前に、今、現実に病気で困っている人いるんだから、やったらいいんじゃないかと思ったのです。

あともうひとつ問題があって、幹細胞治療を行ったとしても健康寿命が延びるかどうかというと、大きな不安要素がある。やはり一番の大敵は、がんなんです。がんになると、幹細胞治療を行っても、元気になる前にがんでやられちゃう。がん予防と、幹細胞治療の両輪がないと、なかなか健康寿命は延びないんじゃないかと私は思っているんです。だから森田先生には、がんを予防した上で幹細胞治療を行えば、健康寿命が延びる可能性がすごく高くなるんじゃないかという仮説を証明いただけるとうれしいのです。

五〇代以降の働き盛りの人間が、がんになる確率が、私の周辺では非常に高いんですね。厚生労働省が出している数字でも、二人に一人はがんになっちゃうわけですから。ジャンケンと同じです。これを防がない限り、自分がジャンケンで負けるリスクは高いと思うんです。ジャンケンに負けずに元気でいられる、一〇年、一五年間、元気でいられる可能性を高めるために、がん医療と再生医療の二つを本気で考えないといけないと痛感しています。

アンチエイジング医療（抗加齢医療）について

森田　イメージしづらいと思いますが、実は、私の一方の専門であるアンチエイジング医療もけっこう効果的なんです。

太田 森田先生はアンチエイジング医療の第一人者でいらっしゃいますよね。アンチエイジング医療について、どのようなものか詳しく聞かせていただけますか。

森田 アンチエイジング医療は、最初はヨーロッパやアメリカで始まったんです。アンチエイジングは、直訳すればエイジングにアンチすること、つまり、ごくシンプルに言うと老化・加齢に抗うことです。実際的には、病気にならず若々しく健やかに人生を全うすることを目指すものです。そのためにどうすればいいのかを研究し、その結果を臨床に応用して実践するのがアンチエイジング治療です。

病気にならないということは、病気になる前に、その病気になる原因や兆候を捉えて、病気にならない方向に持っていってしまおうということです。ですから、太田さんにも共感していただけると思いますが、**まさに一歩踏み込んだ積極的・先制的な予防医学なんです**。

日本の予防医学の主体、つまり健診や人間ドックは、病気になっていないかどうかを発見するものなので、すでに遅いんです。アンチエイジング医療で行われる検査の主体は、病気として捉えられる前の状況を評価する、まさに超早期発見

の検査です。

それから、若々しくというのは、外面だけではなく内面も含めて衰えない、元気、ということです。私は内科医なのでそこは強調したいと思います。つまり、外面だけの張りぼてではいけないということです。

例えば、**老化や病気の大きな原因になっている活性酸素による酸化や、余計な糖分による糖化の状況の把握、あるいは、体内の栄養状態を分子のレベルで調べたりする検査や、それを受けての生活指導や点滴などの治療といったからだの内面的なアプローチです**。もちろん、そうしたことの研究もあります。

外面を整えようと考えることも大事です。というのは、残念ながら人は見た目で判断されてしまうことが少なくないからです。また、外面が整うと、それは内面にも好影響を及ぼしますから。

健やかにというのは、寿命や健康寿命を理想的なところまで延ばす、ということです。つまり、これらを達成するために医療としてお手伝いするのがアンチエンジング医療ということですね。

一見健康そうな人でも、その健康らしい中に潜んでいる老化や病気のリスクや兆候に対処するという意味で、幹細胞治療もそのひとつと言えるでしょう。また、肥満の方は糖尿病のリスクがあったり、がんになる確率が上がったりします。また、先ほどお話しましたが、糖化によってＡＧＥｓという糖化最終産物が体内のあちこちに蓄積することで老化が進行し病気を発症してしまうので、その治療なども行います。

がん治療もそうですが、糖化をはじめとする先進的・先制的なアンチエイジング医療も私の主な研究・実践テーマになっています。

太田　ＮＭＮの点滴を先生にすすめられましたが、あれもアンチエイジング治療でしたよね？

森田　そうです。ＮＭＮ（ニコチンアミドモノヌクレオチド）というのは、以前ビタミンB_3と言われていたナイアシンの代謝産物です。ＮＭＮはさらにＮＡＤに代謝されて、長寿あるいは抗老化遺伝子と呼ばれるサーチュインという遺伝子を活性化させ、私たちのからだを健やかに若々しくする方向へもっていってくれます。また、ミトコンドリアも活性化してエネルギーがたくさん作られるので元気になるし、からだのさまざまな仕組みが良く回っていくという、まさにアンチエイジングにピッタリの栄養素材ではないかと思います。

老化時計の針の歩を遅らせ、少しでも逆回転させる可能性のあるとても期待感の高いものですね。近年、ハーバード大学やワシントン大学など世界中で精力的に研究されていて、医学的エビデンスがどんどん出てきています。

私も二〇二二年六月に、世界に先駆けてＮＭＮの実際的な効果に関するヒト臨床研究論文を発表しました（Morita Y. Glycative Stress Research 9(2):33-41,2022）

実は、最近までＮＭＮの点滴というのは存在していなかったんです。先進的なアメリカでも、先ほど申し上げたＮＭＮの代謝物のＮＡＤの点滴はあったんですが、細胞内への浸透性や副作用、点滴の時間の長さなどの問題で、あまり臨床応用は進んでいませんでした。

ところが最近になって、ＮＭＮそのものの点滴ができるようになったんです。これはとても望ましいことで、点滴時間も短く副作用も少ないということが臨床的に使われていく中で分かってきています。ＮＭＮのサプリメントもとても人気があります。私たちのクリニックでも、ＮＭＮに加え大学研究室発の抗糖化成分などを豊富に含むサプリメントを提供しています。

太田　NMNの点滴は、どのくらい時間がかかるんですか？

森田　はい、量にもよりますが三〇分から一時間程で終了します。NADですと数時間かかりますので、非常に速いですね。

太田　効果としては、どの部位に効くのでしょうか？

森田　全身に作用します。全身のアンチエイジングですね。マウスの実験で、見た目や老化した組織の機能が若返ったという結果が出ています。

太田　あともうひとつ、スーパーテストステロン注射というのもありますね。二週間に一回注射を打たないといけない通常のテストステロン注射と違って、年四回・三カ月おきに打つだけで、男性ホルモンが維持できるという……。

森田　はい。女性の場合は、更年期がありますよね。男性の場合は、更年期にあたる言葉はLOH症候群と呼ばれています。

　これは要するに、男性ホルモンのテストステロンが加齢によって低下することで、うつや性機能の低下、認知機能の低下など、いろいろな現象が出てしまい、老化が進むという症候群です。**テストステロンを適切に補うことによって、これらの症状が改善して若い頃の状態に戻るので、疾病の予防にも役立ちます。**

〈ニコチンアミドモノヌクレオチド MMM〉

老化時計の針を逆回転させるビタミンB3誘導体

世界的に大注目の
栄養素材

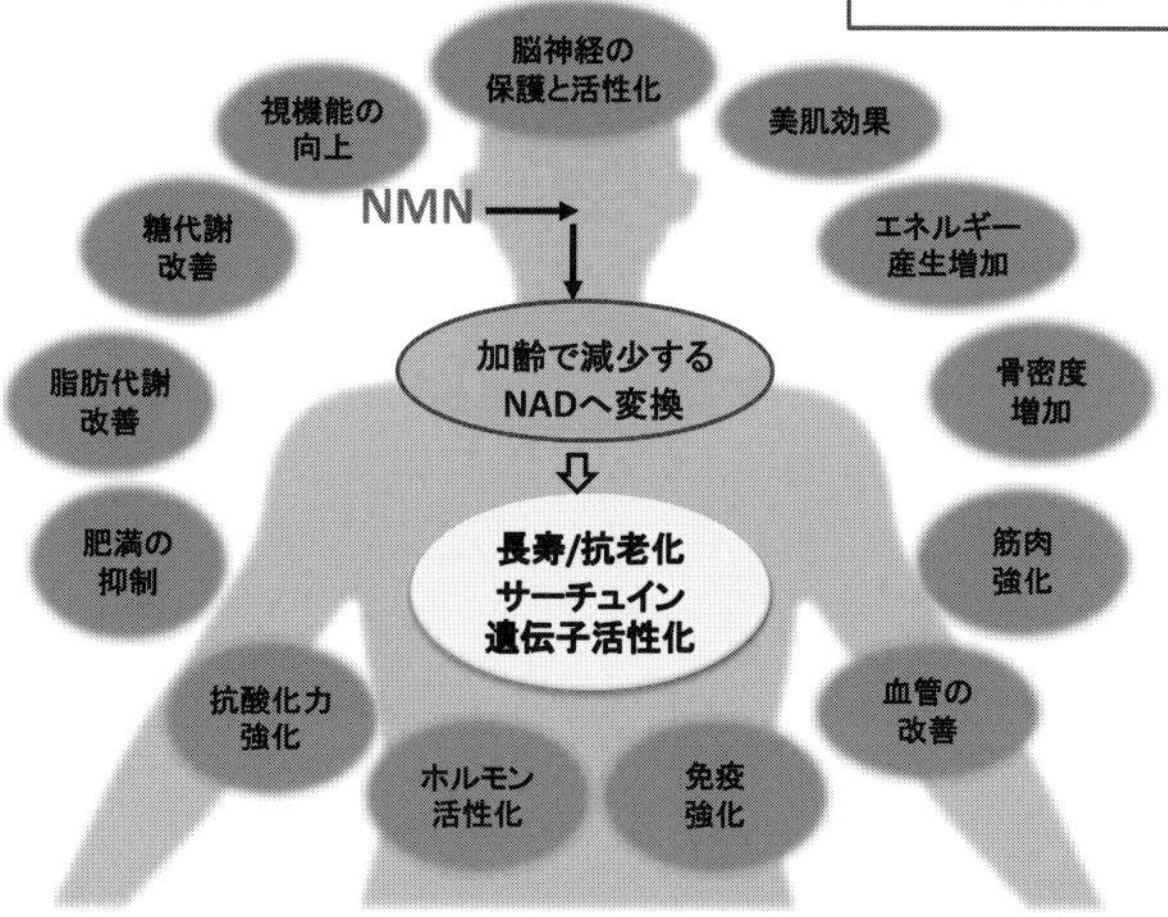

〈NMN 摂取による自覚的変化（体感）〉

● 肌

シミ、小じわ、そばかすが減った・ほうれい線が目立たなくなった
潤い、張りが出てきた・肌が白くなってきた

● 睡眠

ぐっすり眠れるようになった・途中で目が覚めるのが減ってきた
目覚めが良くなった

● 体力

疲れにくくなった・疲労回復が早くなった・体がよく動くようになった
ランニングのラップが速くなった・運動後の筋肉痛が軽くなった

● その他

目が疲れにくくなった・夜間視力が良くなった・目のアレルギー症状が軽減した
体が温かくなった・太りにくくなった・お酒に酔いにくくなった・便秘が改善した
頭髪が伸びるのが早くなった・頭髪につやが出てきた・食欲が出てきた
関節の痛みが軽減した・気分がよくなった・頭の回転が良くなった気がする

頭痛、倦怠感、下痢、めまい、眠気（1-2名、一過性）

Y. Morita, 2022 臨床試験より

スーパーテストステロン注射だと受診回数が少ないので、患者さんにとってはいいですね。

太田　テストステロンが出なくなると、戦う気力がなくなるんじゃないですか？

森田　はい、テストステロンの減少はメンタルにも影響します。やる気が出ない、眠れない、疲れやすいなどです。

太田　株式投資だとか、経営をやっている男性にとって、やる気は凄く重要ですよ。戦う気力がなくなったら、勝てないですから。

森田　そういう意味でも、テストステロンの維持っていうのは非常に重要です。実は、がんの治療で抗がん剤を使うと、テストステロンも減少するんです。

太田　抗がん剤の治療は、男性としての闘争本能も失われるということですよね。糖尿病もそうですけど。

この闘争本能を失ってしまうことが、例えば投資家や経営者にとっては、一番リスクが高いわけですよね。もちろん、がんで生きているのが精いっぱいの状態であれば、それどころの話じゃないんですけれど。仮にがん治療が軽く済んだとしても、闘争本能がなくなってしまうこともあるわけですよね。

森田　そうですね。男性ホルモンが関係する疾患を研究する「日本メンズヘルス医学会」で提示されたんですが、札幌医大の熊本悦明名誉教授のお話で、がんの治療で弱った人に相談されて、リスクはあるんですが、テストステロンを注射したらすごく元気になったということなんです。家族にも感謝されて、生きる気力も出てきたというそんな例もあるんです。

こんな風に、男性ホルモンの重要性というのは、いろいろな症例でも証明されています。

太田　通常のテストステロン注射は、二、三週間に一回ぐらい打たないといけなかったのが、我々のクリニックで提供するスーパーテストステロン注射だと年四回で済む。そうすると、体の負担も減って楽ですよね。

森田　頻回に受診しなくて済むのは、忙しい人にとってはとてもありがたいことですし、注射を打てば、それなりに苦痛がありますから、少ないほうがいいですね。

太田　コスト面から言っても優れていると思います。通常のテストステロン注射だと、一投与三万八千円くらいで、投与回数は年二〇回程度なので、年間七六万円かかります。スーパーテストステロン注射だと、三カ月で九万円台なので月三万円程度のコストになるわけです。年四回でざっと三六万円なので、半値になってコスパがいい。さらに注射を打つ頻度も短いというメリットがあります。

何でもお金の話にして恐縮ですが、半値になって、回数も半分ならいいじゃないですか。効果もあるのですから。

森田　費用も治療の回数も減るのはいいことですね。

太田　アンチエイジングって、実は、がんの予防でも最大の武器じゃないですか？がんというのは加齢性症候群なので……、極論を言えば、老けなければがんにはならないですから。

森田　極論ですが、そうとも言えます。コピーの機械も古くなれば、汚れが出たり、ミスコピーも出てくるでしょう。それと同じようなことですね。だから、がんに特化した治療だけでなく、アンチエイジング治療も含めて総合的にやっていくということが必要なのではないかと思います。

がんについても、先ほど言った成長して画像で見えてくる前の診断というところにとくに力を入れていますが、がんに罹患してステージが進み、状況が悪くなってから病院に相談に行く人があまりに多すぎるのが現状です。もっと早くから対処すればがんで亡くなる人は減少するのではないでしょうか。

がんの再発治療について

太田　がんが再発した患者さんもよく診察されていると思いますが。

森田　がんと言う病気は実にしつこく、治療で一旦は寛解（かんかい）しても、また増殖したり、残ったがん幹細胞が転移して、再発しちゃう方が少なくないんです。

太田　病院でがん治療を行って、治療が終了して、先生に「今、がんじゃないですよ」と言われても、「CTC検査」をするとがん幹細胞が検出されるケースが非常に多いと聞きます。CT画像には映っていなくても、転移する可能性のある微小がんが存在していて、それが大きくなったら再発ですよね。検査を始めてから、がんになった人の体内には微小がんが大体存在して、がん幹細胞が見つかる可能性が非常に高いということを知りました。

だから再発前の期間中に、腫瘍を大きくしないように適切に治療しておけば、がん細胞はなくならないけれど、再発までの期間が稼げるんじゃないかと考えるんです。

森田　そうすれば、健康寿命が延ばせますし、健康がそれなりに保たれるのであれば、担がん状態、つまり、がんとの共存も仕方ないですね。

太田　がんは、ややこしい病気ですよね。がんに罹患した知人たちを見ていると、大変な状態になっている……。

私の基準では、自分で動けるかということと、金を稼げるかということがすごく重要で、動けなくて金が稼げないと、私は人生って結構悲惨だと思っちゃうんですよ。でも動けて働けていれば、人間として、がんと共存できるんですよね。動けなくなって働けなくなると、がんとの共存も難しいですよ。『がんと生きる』という本がありますが、抗がん剤治療を行いながら、がんとはなかなか生きられないです。

例えば、三〇代、四〇代で乳がんになってしまう方がいらっしゃるとすると、手術して乳房を全部取って治療が完了する。ところが乳がんの方は、脳に再発するケースが多いと聞きます。脳にがんが転移して再発すると、ちょっと治療が難しいですよね。

森田　はい。たとえ放射線をピンポイント照射する「サイバーナイフ」で、脳内のがんの部分だけを叩いたとしても、その周りがむくんだりして影響が出てしまいます。

さらに、脳に腫瘍がひとつできると脳内の他の部位にも出てくる可能性が高い。結局、再発を繰り返して、脳の機能にダメージを与え続けるので、痛ましい最期になってしまいます。

太田　闘病を二年から三年ぐらいして、例えばお子さんがいらっしゃったら子育てもままならない状態で、意識混濁で亡くなってしまうとすると、人間として死ねないというか、すごくリスクが高いと思っちゃうんですね。

だから、経営者としては、胃のスキルスがんや膵臓がんのほうが、死ぬまでの期間や寿命が分かりますから、まだいいかなと思ってしまいます。肺がんや乳がんの再発って、長く患うことになって大変ですよね。

森田　まわりで見ているのもつらいですね。

太田　だから、がんになられた方の再発を防ぐということも、がん医療では考えないといけません。

森田　がんになる前に、そのリスクを消すのというのが理想ですが。

太田　それは、仕方がないと思っています。本書で紹介しているような超早期発見検査や予防治療のことを、がんの手術をした後に知った方が多いので……。

森田　そうですね。そんな検査や治療があったの！　と、患者さんに言われることがあります。

がんの再発防止の治療メニューには、いろいろな先進医療だとか、再生医療が入ってくるんです。

太田　**再発の方向けの治療には、「高分子抗がん剤治療（※6）」や「光免疫療法（※7）」があります**。再発しないための予防治療です。

微小がんの腫瘍化前治療には、「遺伝子治療（※8）」や「NK（ナチュラル・キラー）細胞」を投与するNK細胞療法（※9）が結構効果的だと聞いています。

※6　高分子抗がん剤治療……抗がん剤「シスプラチン」などを高分子化して、点滴で体内に投与する治療。全身にあるがん細胞に抗がん剤が運ばれて、がん細胞だけを集中的に殺傷します。（詳しくはP78）

※7　光免疫療法……光に反応する光感作物質を体内に投与し、腫瘍に集積させて、レー

ザー光線による化学反応でがん細胞を殺す治療。引き続いて誘導される免疫の活性化により残存がんや転移したがんも攻撃されます。（詳しくはP83）

※8　遺伝子治療……がん抑制遺伝子である「p53」や「TRAIL」などを点滴で体内に投与する治療。腫瘍のみに集積して、がん細胞を抑制します。（詳しくはP58）

※9　NK細胞療法……体内に侵入した病原体の感染を受けた細胞や腫瘍化した細胞を発見して攻撃するNK細胞を体外に取り出し、増殖・活性化して点滴で体内に戻す治療。免疫力を高めてがん細胞を抑制します。（詳しくはP90）

森田　**こうした治療は、正常細胞には影響を与えず、がん細胞だけがターゲットになるので、一般的な抗がん剤でみられるような副作用がほとんどなく、とてもからだに優しい治療と言えます。また、外来で短時間で済むこともいいですね。**

太田　米国立衛生研究所（NHI）の小林久隆先生が考案して、今世界的に注目されている「光免疫療法（※10）」は、まず光感受性物質を抗体反応によってがん細胞にくっつけるのですが、小林先生が開発したEGFR抗体（※11）という抗体医薬は、くっつかないがんがけっこうあるみたいですね。オプジーボもくっつかないケースがある。これは、抗体免疫学と言われている領域のものなんですけど。

ＥＰＲ効果（※12）という**ドラッグ・デリバリーシステム（ＤＤＳ）**（※13）でがん組織まで物理的に運ばれはしますが、薬剤ががん細胞にくっつかなければ意味がありませんよね。

※10　光免疫療法……抗体医薬と光感受性物質からなる薬剤をがん細胞の表面に結合させて、レーザー光線でがん細胞を破壊する治療法です。

※11　ＥＧＦＲ抗体……がん細胞の表面に現れるＥＧＦＲ（上皮成長因子受容体）を標的とする、分子標的薬の一種です。

※12　ＥＰＲ効果……抗がん剤や遺伝子などを、がん細胞に効率的に運ぶＤＤＳ（ドラッグ・デリバリーシステム）の一種です。（詳しくはＰ62）

※13　ドラッグ・デリバリーシステム（ＤＤＳ）……体内に入れた薬剤を目的の場所まで届けるようにコントロールする、薬物伝達システムのことです。

森田　おっしゃる通りです。

太田　少なくとも腫瘍にくっつかないと、効かないということですが、がん幹細胞が作る新生血管（※14）の血管壁に空いている穴だけに薬を通して、腫瘍だけに集中的に集積させるので。そのあと一〇〇％ではないにしても、少なからず薬剤ががん細胞にくっつくようです。

ですから治療を繰り返せば、必ず効果は出せます。だから、一発で治すというよりも、ゴルフのパターでグリーンを刻んでいくという方法の方が有効かな、と私は思っています。**ちょっとずつ、ちょっとずつ治療して、ダメージを与えていくというのが、がん治療にとっては大切だろうと思います。**

※14　新生血管……がん細胞が酸素と栄養を取り込むために、毛細血管から自分のために作りだす血管のことです。血管壁の造りが粗く、血管の内側に裏打ちされて並んでいる内皮細胞間の隙間が、正常血管では数nmのところ一〇〇～二〇〇nm（ナノメートル）と広くなっています。この広い隙間からしか通らない大きさに抗がん剤などを加工して、がん細胞の周囲に薬物を運ぶ仕組みがEPR効果です。

太田　遺伝子治療にも幾つかのパターンがあるのですが、遺伝子そのものを治すか、遺伝子そのものをデリバリーするかなんですよ。私はどちらかというと、新しい遺伝子を持っていくデリバリー派なんです。中古車を直すよりも、新車を持っていくほうが早いと思っちゃう。ＥＰＲ効果で、確実に腫瘍だけに届きますから。

森田　そうですね。

太田　物理的に届きますから。ＥＰＲ効果で少しでも腫瘍に届いていれば、回数を増やせばいい。小刻みかもしれないんですけれど、一歩前進することは間違いないので。

がんの治療は「パターゴルフ」で

森田　副作用が少なく体調を維持できれば、治療に耐えることも可能なわけです。基本的に全身にダメージを与えるような治療よりは、なるべくダメージが少ない治療の方が、希望を得るのに貢献できるということです。

太田　ホールインワンは狙わないんですよ。小刻みに、痛くない範囲で、パターでずっと打ち続けるという……。

森田　そういうことですね。気がついたら、がん細胞にかなりのダメージを与えていて。

太田　細かい治療を繰り返すということですね。我々のがん治療の基本はパターゴルフ。ドライバーを使わないって決めています。

森田　そうですね。そうやって総体的な効果を増すということです。

太田　通常の治療だと四打で上がるかもしれないけれども、バーンと打ってOBすると死んじゃう可能性もある。パターだと一〇打かかるかもしれないですけど……。

森田　確実に近づきますよね。

太田　だから、我々は一〇打で、数多くして、負担を少なくして治療すると決めているんですよね。

やはり強い抗がん剤で一気に治療するとか、手術で全部取るとか、放射線を照射するという手法は、ダメージも結構大きい。効果は高いと思いますが、ダメージが大きいので、例えば放射線を思いっ切り当てられちゃったら、しばらく動けないと思うんですよ。抗がん剤を二カ月ぐらい飲んで、放射線を当てて、その後、手術したら、もう……。

うちの母も胃がんで胃を全摘して七～八年経過していますが、とても苦しんでいます。胃を半分取ったら、社会生活を営めないんですね。片肺を取っても駄目だし、とにかく手術で臓器を摘出すると、ただでは済まないですね。がんだけきれいに摘出して、もともとの機能が保全される可能性は低いです。その機能も一緒に取られちゃいますから。

森田　そうなってくると、最初にお話しされたように、投資家にとってがんになるということは、かなりデメリットが多いわけですね。

太田　がんになってからだと、仕事ができなくなる可能性が高いと思います。だから、なる前に自分の体に少し投資をしてもらって、予防治療を選択してもらいたいな、と。がんになっても、なるべく副作用がなくて、ダメージが少ない治療をしてもらいたいと。

森田　標準治療も含めて選択肢は多い方がいいですから。

太田　手術をした後の人も、再発しないように、パターを打つように少しずつ、負担をなるべくかけずに治療してもらいたいんですよ。

森田　先ほど申し上げたアンチエイジングの観点からも、今、太田さんがおっしゃったことは正しいと思います。治療にダメージがあったら、老化するのと同じデメリットを受けるわけですから。

例えば抗がん剤の副作用で、髪の毛が抜けて、皮膚も荒れて、痩せてしまってボロボロになった人って、顔つきも変わってきますよね。あれは、老人の容貌と同じような感じですね。

太田　治療で髪の毛が抜けるということは、要は、がんより増殖速度が速いものは、抗がん剤で全部ダメージを受けるわけですよね。ここだけの話、生殖機能もなくなるんですか？　と腫瘍内科の先生に尋ねたことがあるんですが、生殖機能が全部なくなるってことはないですよ、と言われたんです。論理的には、腫瘍内科の先生が言うことも間違いではないんですけど、実際に周りを見ると、生殖機能にダメージを受けていない男性は誰もいないので、ちょっと信じられないんですよね。

森田　確かに生殖細胞への影響は大きいと思います。

がん治療後にテストステロン注射を行った方のお話をしましたが、実は、男性機能の回復と、子供をつくれるかどうかというのは別問題なんです。

太田　そういえば、私が幹細胞移植を行う前に、精子の運動率を二回調べたんですけど、最初が八％、二回目に調べたら七％だったんですよ。精子の運動率って、四〇％以上じゃないと妊娠させられない。不妊治療をしないのであれば、六〇％以上はなくちゃいけないんですね。それで、私が幹細胞治療を行った後に調べたら、治療が必要ないレベルの六〇％以上にまで回復したんです。

森田　幹細胞は、ホーミングといって、弱っているところに集まって、組織を修復しますから、当然そこもカバーされたんでしょう。

太田　生殖機能があるないっていうのは、男にとってはやっぱりすごく重要なことなんですよ。生殖機能がなくなったら、もう動物として生きていてもしょうがないですからね。あとは、持論としては、金が稼げなくなったら家族も養えないから、男の役割は終わっちゃうと思っています。

森田　寿命を見ても、男性は女性より長生きできないですからね。

太田　動物もそうですよね。

森田　百歳を超える人って、女性が八割。男性よりも圧倒的に多いんです。

太田　動物は、雌のほうが長生きですね。男性のほうが弱いんです。もっと労ってほしい（笑）。

男性は筋力も強いし、人間だったら体が大きい傾向にあるじゃないですか。だから、心臓の負担が女性に比べて大きいんじゃないかと思うんですよ。華奢な女性の心臓も、僕の心臓も、大きさは変わらないですよね？

森田　そうです。心臓の大きさは、男女差がそんなにありません。

太田　医学的にそれが本当かどうかは分からないのですが、僕はそんなふうに思うんですよ。だって、トラックに軽自動車のエンジンを乗っけて、フルアクセルをかけたらエンジンが壊れますから。

森田　おもしろいたとえです。なるほど。

太田　私はお医者さんじゃないので、なるべく物事を単純に考えることにしているんですよ。

森田　分かりやすいです。

世界のがん医療と日本の保険制度

太田　日本のがん治療は、世界と比べて進んでいるところもありますけど、遅れている部分もありますね。仕組みの問題ですが。

森田　その問題は大きいですね。

太田　海外のがん医療と比べて、医者の技術が遅れているのではなくて、保険診療にしないと駄目だという制度が足かせになっている部分があるんじゃないでしょうか。海外で認められた治療が保険診療になるまで、一五年程度のすごいタイムラグがありますよね。

森田　そうですね。

太田　そのタイムラグや、制度によってはじかれちゃう治療法があるのは事実ですよね。

森田　手術のテクニックだとか、ロボット手術だとか、テクニックに関してみれば、やはり日本人は器用で、非常にレベルが高いので、そういった技術面では、多分遅れてはいないんだろうと思います。

保険制度の仕組みの問題が一番影響していると思います。今の保険制度は、現状に合わなくなってきていることから、考えなきゃいけないところには来ていると思います。

太田　健康保険の制度だと、診療報酬がめちゃくちゃ安いですよね。例えば、がんの再診料でも七四〇円だったりします。

森田　ええ、七四〇円を診療報酬として病院全体で分けるわけですから、当然、赤字の病院もでてきます。

そもそも海外と日本とでは保険制度が違います。海外では保険がいろいろあって選べますし、その保険でできる基本医療にプラスしてさらに支払ったらこんなことできますよという仕組みです。

日本は混合診療は原則認められていないので、例えば自由診療（保険外診療）を受けちゃうと、その時一緒にやった保険の部分も全額自己負担になってしまいます。つまり、保険診療と自由診療は一緒には受けられないということなんです。ただ、カルテや会計をきちんと分けて実施すると混合診療にはなりませんので、その辺に十分注意して提供することになります。

太田　日本ではみんなが保険制度に頼ってしまっている。だから、言い方は悪いんですけれど、億万長者も、すごく貧乏な人でも、受けられる医療サービスって一緒なんです。それ自体は平等でいいと思うのですが、僕は、金持ちはしっかりとお金を支払って、それを医療の仕組みに回したほうがいいと思うんですね。

森田　そうですね。

太田　国民皆保険制度を取っている国って珍しいですからね。基本の標準治療とか保険制度はそのままにしておいて、高い治療を受けるときに適用できる民間保険を許可すべきだと思うんですね。

今、アメリカにあるような治療費に対する私設医療保険を扱う民間保険会社は、日本では許可されてないんですよ。自由診療報酬の医療制度というのを、仕組み化すべきだと思いますけどね。

森田　アメリカでは、保険が選べますね。ただ、保険会社が医療施設を指定しているんです。

太田　僕は、経済の原則を医療にも取り入れないと、全部が駄目になると思っています。例えば、医者になるのに五千万円を投資して、やっと研修医になったら初任給の手取りは一三万円とか。それはさすがにおかしいでしょう。

森田　私が研修医のときは月三万でした。寝る間を惜しんで無理して当直のアルバイトで何とかやってました。からだに悪いですよね。ミスも起きます。今はまだいいですが、それにしてももっと保証してやらなければと思います。

太田　夜勤とかバイトしないと食べていけない。大学病院に准教授で残ったとしても、手取りが四〇万円程度とか。

森田　そんなものでしょうか。みんなバイトをしています。

太田　教授になって、手取りで六〇万程度でしょうかね。日本の大学病院の教授って、最高の学識のある人たちですよ。努力もしているし。その人たちの年俸が八〇〇万円前後というのは、私からしたらあり得ないです。病院勤務外でバイトをして食べている先生もいる。

森田　名目上研究日という日を、週一くらいもらって、実際はほとんどがアルバイトです。アルバイトと言っても、医療をするわけですから、それなりの研究にはなりますけどね。

太田　保険制度で医療を回すというのは、こういう現実になるわけですよ。

これがアメリカであれば、例えばハーバード大学の医学部の教授は、寄附控除がありますから、年収もやっぱり億単位で、研究費もたくさんつく。中国だったら国の予算をたくさん使うじゃないですか。

実は、私は先日、中国の河南省で一番大きな病院の教授になったんです。「線維芽細胞移植」という再生医療がご縁なのですが、この病院にはお医者さんが約三〇〇〇人います。ベッドは一、八〇〇〇床くらいあって。全部国が投資して、東京ドームと同じ大きさの病院の敷地に病棟が建っています。正直言って、日本の病院はその人たちと同じ土俵では戦えないですよね。トラック対自転車だなって、そう思うんです。

そんな環境の割には、京都大学iPS細胞研究所の山中伸弥先生がノーベル賞を受賞したり、EPR効果を提唱した前田浩先生がノーベル賞候補になったりする。これは国の力じゃなくて、個人の志の力だと思うんですが……。

森田　まさにそのとおりです。

太田　私は、そんな個人の力におんぶにだっこしちゃ駄目だと思うんですよ。どんなにすごい人がいても、長続きしないですよね。

山中先生の研究費なんて、それこそあり得ないんじゃないかと思う。私が再生医療で救われたのも、山中先生のおかげですからね。iPS細胞でノーベル賞を取ってくれたから、日本で再生医療ができるわけで、それがなければ、幹細胞も再生医療もないですから。その人に対して十分な研究費を出さないとか、あり得ないと思っています。

基礎研究の研究費用は、なかなか出ないんですが、その基礎研究がなければiPS細胞もなかった。基礎研究を評価して、そこにお金出したらいいと思うんですよ。

森田　確かにおっしゃる通りです。

太田　ちょっと興奮し過ぎました（笑）。でも、やっぱり仕組みは変えてもらいたいですね。保険診療の枠組みや、基礎研究に対する出資とか、そういう枠組みは社会として変えていくべきだと思います。

がん医療への投資は安いもの

太田　うちのクリニックで学術顧問をしていただいていた前田浩先生（※15）のEPR効果やドラッグデリバリー・システムは、世界中でたくさんの論文になっていますし、論文引用もされています。前田先生は、これでノーベル賞候補になられているのですが、これは日本が最も誇るべき、がん治療の業績の一つだと思うんですよ。

でも、なぜか脚光を浴びなかったり、研究費がついたりしなくて。逆に、ハーバード大学はドラッグデリバリー・システムに巨額の研究費を投じていたりする。日本は世界に誇る技術があるんですけど、せっかくの偉大な技術が埋もれてしまっている。

前田先生のような、ノーベル賞級の先生たちの処遇や研究費を、国や企業が出さないというのは、やっぱりおかしいと思うんです。日本の先端技術が、欧米に比べて何百分の一ぐらいの値段で放置されている。

※15　故・前田浩先生……ドラッグデリバリー・システム研究の第一人者。がん組織にだけ高分子物質を届けるＥＰＲ効果を開発し、ノーベル生理学・医学賞の候補になりました。

森田　医者もそうですが、いろいろな分野の若い優秀な研究者が海外の大学に流出しちゃうわけです。科学技術で世界をリードしてきた日本の将来が心配ですね。

太田　私は前田浩先生の理論をもっと臨床応用できるようにしようと思っています。ラボを作ってもコストが驚くほど低い。ノーベル賞級の技術を利用できるラボが、あり得ないぐらい安くつくれるんです。

例えば、手術支援ロボットの「ダビンチ」があるじゃないですか。あれは導入してアフターメンテナンスまで行ったら、約一〇億円かかるんです。あるいは３Ｄ放射線といって、最新鋭の放射線治療機器も一〇億円ぐらいかかるんです。それに比べて、世界最先端のドラッグデリバリー・システム技術は安すぎます。

日本は、世界に誇るような技術を何で放置しているのでしょうかね。普通は、保護しますよね。

森田　もったいない話です。山中先生の山中ファクター（※16）も海外ではたくさん論文引用されていますし。

※16　山中ファクター……細胞を初期化して、iPS細胞をつくる四つの重要な遺伝子（Oct3/4,Sox2,Klf4,c-Mic）のこと。

太田　でも投資家の視点で見ると、この日本の先端技術が恐ろしく安いので、私にとってはいい投資となります。

私は、そういう高技術の臨床応用に対して投資をするんですね。技術そのものの特許取得は目指さないで、実際に臨床応用して、治療ができるというところに投資をするのが私のスタイルです。

こういう医療技術は、一〇年でものになるものではありません。ずっと蓄積されるものなので。例えばドラッグデリバリー・システムであれば、基礎研究があって、ラボをつくって臨床応用すると、量産化するまでに十年ぐらいかかるわけですよ。ただ、当たれば何百倍ですから。

先ほどの話に戻りますが、診療報酬とか、医療技術とか、基礎研究に対する評価とお金が、やはり日本は低過ぎると思うんですね。

森田　診療報酬が物理的な出来高制なんです。診療の精度や真剣さなどについては評価できないから、検査をしました、点滴をしました、薬を出しましたっていう事実があれば、それに対する報酬を出しますよとなっています。

太田　そんなことしていると、薬を出さないと食べていけないから、出すんじゃないですか？

森田　そう。だから、薬が過剰になりがちなんです。そうしたら今度は、ジェネリックを使えとなってくるわけです。

太田　そういう何か滑稽な循環っていうのはやっぱりありますよね。自由診療も、一部の悪い面を見て非難されると、真面目に一生懸命やっている先生まで十把一絡げにされてしまう。

それにしても、保険診療の診療報酬の安さは、これはちょっと異常だと思います。

森田　真剣に取り組んでも、言葉は悪いですが、それなりにやっても大差はないかもしれません。実際に倒産するクリニックや、廃業するクリニックも少なくないんです。

太田 自然の経済のメカニズムを意図的に歪めてしまうと、制度が破綻しますよね。だから、国民皆保険はすごくいいとは思いますけど、長続きしにくいと思います。

森田 仕組みの問題ですね。

太田 がん治療は将来どうなるかという遠くの未来もありますが、近くの話で言えば、保険制度の問題のほうが、現実の科学技術の進歩より、もっと大きいと思うんですね。

診療報酬だとか、研究費の問題も含む、制度疲労の問題のほうが、がんそのものの病気の解明より優先すべきだと僕は思うんです。先進の治療ががんを撲滅できるかどうかっていうのは、その後ですよね。先に立つものがなければ、そんなことはできないですから。

未来のがん治療の展望

太田 がんがなくなる病気か、なくならない病気かっていうところは、やっぱり究極だと思うんですけど。遺伝子をコピーしている限り、必ずコピーミスが起こるので、がんは多分なくならない病気だと思うんですよ。がんになる人が増える最大の原因は、人間の平均寿命が毎年延びていることですよね。

森田　はい。寿命が延びるということは、要するにその分老化しているということですから。

太田　野生動物は、がんでなかなか死なないですよね。何故かというと、平均寿命が延びていないからだと思うんです。

森田　そうですね。寿命との関係ですね。

太田　加齢するとがんは増えますから、おそらく、がんはなくならないと思います。じゃあ、がんがなくならないとしたら、がんと一緒に生きていく方法とか、がんのリスクをいかに減らすかということで、予防に重点を移すべきだし、がんになったとしても、ダメージを被らない治療法を進めていくというのが、トレンドだと思うんですね。

直近の展望として見れば、ゲノム医療というか、遺伝子別がん分類が世界の標準になって、発症部位別分類というものは、徐々になくなっていくと僕は思います。

森田　個別化した医療になっていくと、そういう感じです。その人の中で起きている問題をゲノムで見て、解析して分類して、それを基にやっていくという感じです。

実際に発生しているがん細胞の遺伝子状況が問題になってきますので、それを修復するということは根本的なことで、とても大切な訳です。遺伝子治療は日本でも増えてきてはいますが、まだまだです。そう考えると、私たちのクリニックでは先端の医療の提供ができているのかな、と思います。

太田　そうですね。基本的には、健康寿命を延ばすための医療ですね。

繰り返しになりますが、我々の目的はがんを先端治療で治そうというのではなく、あくまで投資家や経営者の方々が、がんで時間をなくさないように、健康な状態で検査していただいて、がんが発症しないように予防治療をして欲しいということなんですね。

投資家や経営者にとって、野望が遅れる最大の理由は「病気」と「老化」です。食事やスポーツと同じように、予防医療にも目を向けてもらい、自分自身に投資して欲しい。時間はどんなに大金を積んでも買えないですから。そうして、失われなかった時間を、もっと有効に経済活動に使ってもらいたいのです。

森田　がんの治療もそうですが、医療の世界では、コンピューターテクノロジーと同じスピードで医療技術がめざましく発展しています。現に私たちは、仕事を続けながらでも受けることができる、低副作用のがん治療も提供することができます。アンチエイジング医療の分野でも、今後革新的な診断や治療方法の情報に触れたときには、積極的に吟味し、いいものは導入して、健康でいることのお手伝いをしたいと思っています。

いかがだったでしょうか。

ちょっと私が熱くなり過ぎたかもしれません。ご容赦ください。

がんで苦しむ人を減らすには、検査技術、予防法、治療法が大切だと言いましたが、根本的な問題として日本の医療制度があります。がん医療の勉強をしていて痛感したことだったので、森田先生にぶつけさせていただきました。

医療者としては言いにくいこともあるかと思います。でも投資家なら言えます。

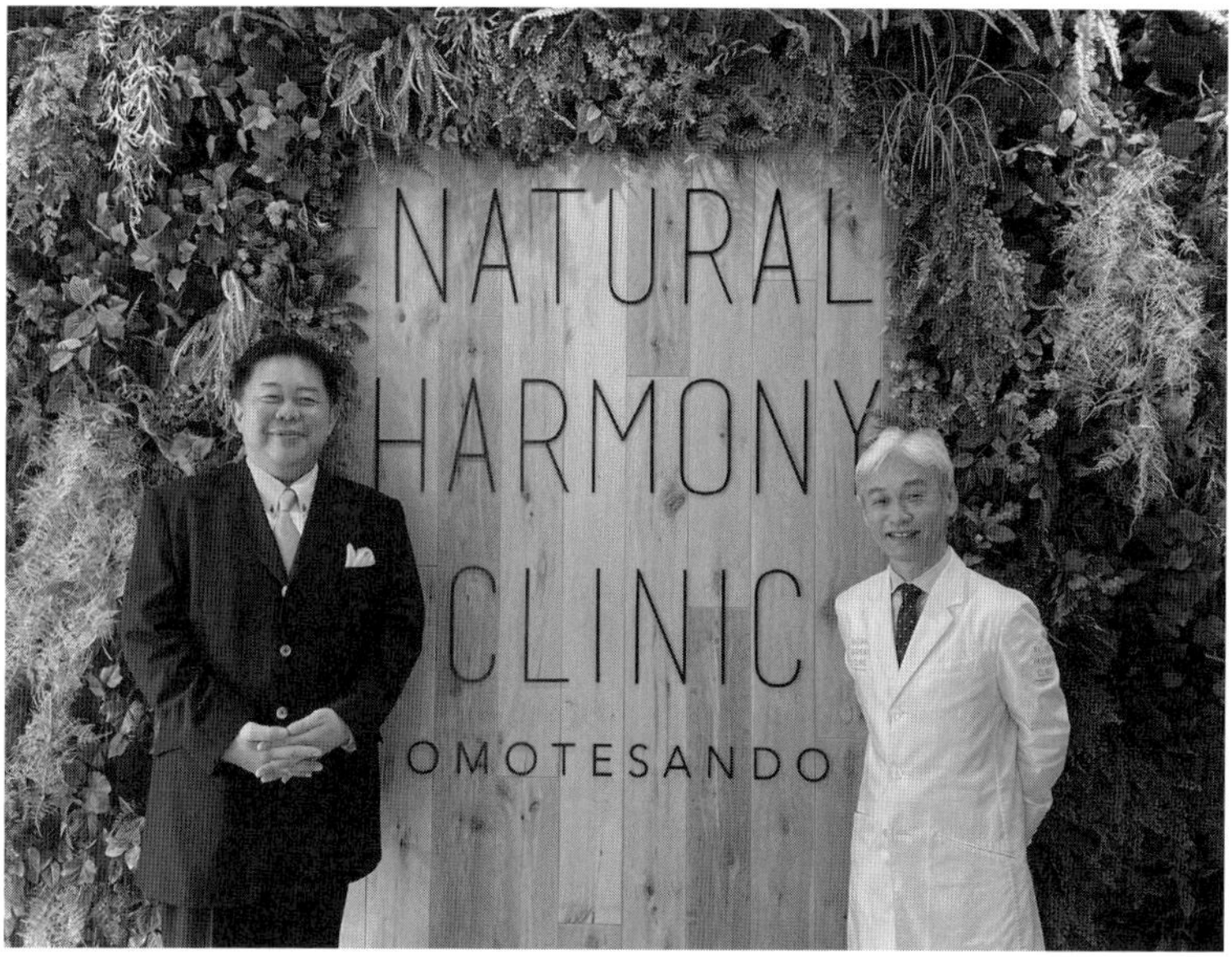

左:太田清五郎　右:森田祐二

医療を変えていくには、医療者だけではなかなか進みません。異業種の人がどんどん入ってきて、さまざまな側面から医療を見ていく必要があるかと思います。

そうした問題は、また別の機会にお話しするとして、本書を参考にして、がんでせっかくの輝かしい人生を棒に振らないようにしてくだされればと思います。

森田先生、対談にお付き合いいただきまして、ありがとうございました。

第五章

がんって何だろう？

本章ではがんについても基本的なお話を森田先生にしていただきます。参考にしてください。

日本はがん大国?

厚生労働省が発表している二〇一九年の人口動態統計では、日本人の三〜四人に一人は悪性新生物(がん)が原因で死亡していて、死因のトップになっています。

がんは広く認知されている病気ですが、がんについて詳しく知っているという方は、意外とあまりいらっしゃいません。私が担当する患者さんの中には、よく勉強されている方もいますが、がんはどのようにできて、どんな治療があるのかなど、知らずに日々過ごされている方々が大半です。

そこでここからは、がんの基本的な知識をなるべくわかりやすい言葉でお伝えした

〈主な死因別に見た死亡率（人口10万対）の年次推移〉

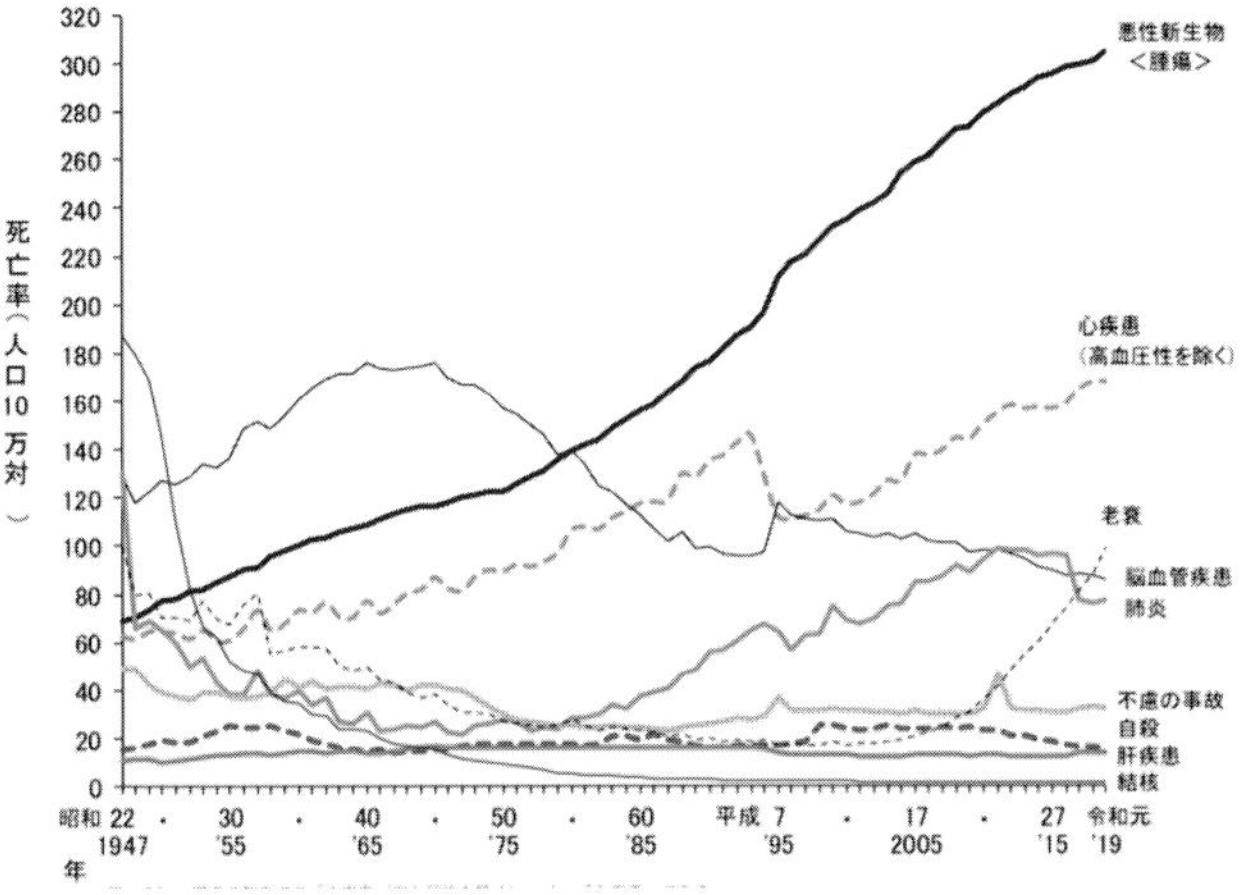

死因別死亡率の年次推移（2019 人口動態統計5　200605）

いと思います。がんとは何か、がんはなぜできるのかといったことから、がんにならないために日常でできる予防法までお伝えします。

がんが増加してきている日本で、この情報が皆様の役に立ち、病気にならないための盾になればと思います。

まずは、世界におけるがんの患者数の推移を表した簡単なグラフをお見せします。少し古い、二〇一八年までの統計になりますが、世界全体でも徐々にがんの患者数は増加しています。これは日本でも同じような傾向になっています。

〈がん患者の人口に占める割合（2017年）〉

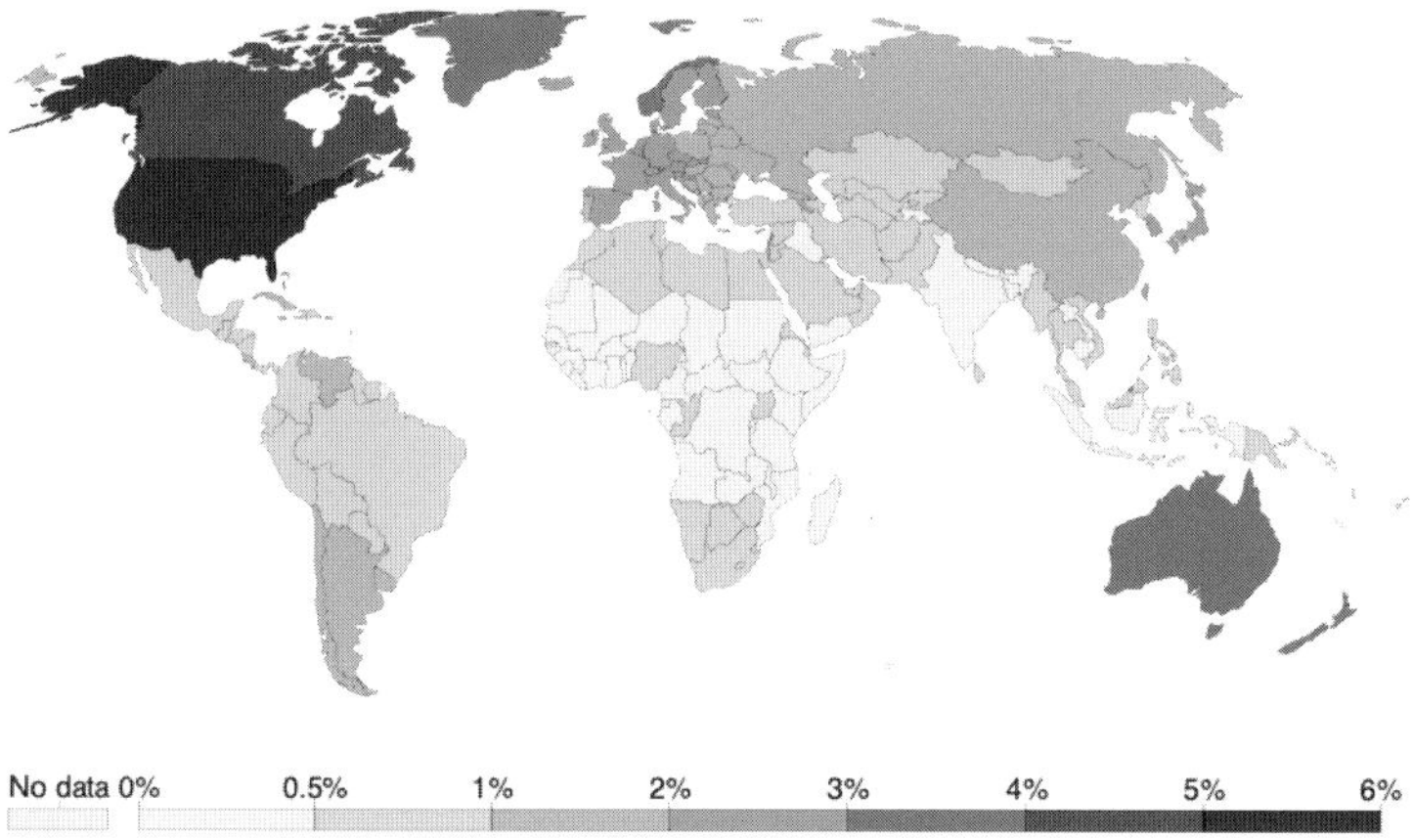

出典:Our World in Date(https://ourwprldindata.org/cancer)

ところが、がんによる死亡者数も増えてはいるのですが、がんの患者数の推移と比べると、死亡者数の増え方はマイルドです。がんに対する治療が年々進化して、効果的な薬や治療法が開発され、死亡率が下がっているということが推測されます。

世界の国々のがん罹患傾向（上図）をお見せします。この図は、がん患者の人口に占める割合を表しています。世界地図の中で、色の濃い国にはがん患者が多く、逆に色の薄い国にはがん患者が少ないという見方をします。

これを見ると、とても意外なことがわ

かります。日本やヨーロッパ、アメリカ大陸などの、医療が発達しているはずの先進国にがん患者が多く、逆にアフリカやペルー、ブラジルなどの南米、あるいは大陸にある、いわゆる発展途上の国のほうが少ない傾向にあるのです。

統計的な漏れがあるのかもしれませんが、この状況を言い換えると、工業地域や先進地域にがん患者は多く、自然が多い地域のほうが少ないということになります。これを見ると、日本はやや濃い色をしており、がんになる方が比較的多い国であることがわかります。

日本の場合、病死の原因トップ三は、がん、心疾患、脳血管疾患になります。二〇一九年の死因別データでは、日本人の死因一位が悪性新生物（がん）、二位が心疾患（心筋梗塞など）、三位は老衰、四位は脳血管疾患（いわゆる脳卒中）、五位が肺炎となっています。

三位の老衰とは老化に伴う自然死ですので、病死としてはカウントされません。老衰でなくなる方が多いということは、すなわち現代の超高齢化社会のあらわれであると言えます。

〈主な死因の構成割合（令和元年（2019））〉

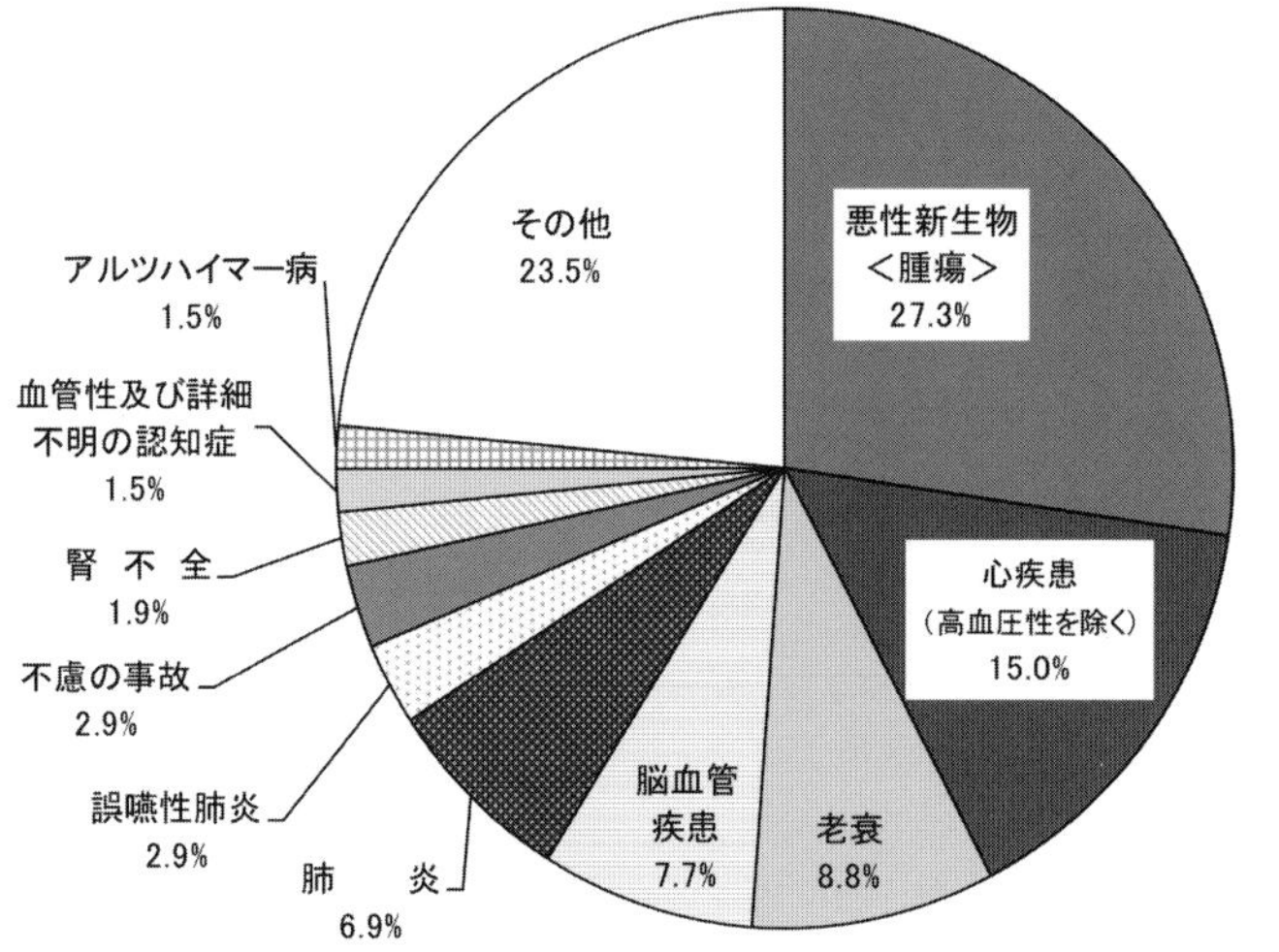

死因の構成割合（厚生労働省：令和元年（2019年）人口動態統計月報年計（概数）の概況より

また、病院で亡くなる引き金になる原因は、とくに高齢者では肺炎が多いのですが、肺炎は二〇一六年以降減少傾向にあります。そのため、病死ではやはり、がん、心疾患、脳血管疾患がトップ三の原因となっています。

がんで亡くなる方の割合が増えているということは、当然がんになる方も増加していると考えられます。それはつまり、現代社会にがんを発生させる要因が多くあるということになるでしょう。

食事内容の欧米化、そして、

ファストフードや添加物が多い加工食品の普及が挙げられます。現代は栄養失調（食物線維やビタミン、ミネラル類）である一方で、栄養過多（飽和脂肪酸）という諸刃の状態になっています。こうした食習慣が大きな要因になっていると考えられます。

例えば大腸がんは、昔に比べて肉食が増えてきたことによる、脂質の過剰な摂取が一因です。また、不規則な食生活は血糖値の乱高下が起こるようになり、それに伴うインスリンの過剰分泌も問題になります。

高齢者はがんになりやすく、現代の日本が超高齢化社会であることが、がん患者が多くなってきている大きな理由でもあるでしょう。

こうした食生活や社会の変化によって、日本でもがんが増えてきていると推測されます。

がんはどうやってできるのだろう？

それでは、がんはどうやってできるのか、その発生のメカニズムについて説明します。たばこやお酒、食品添加物、環境に溢れる様々な化学物質、薬剤、放射線、そして、ストレスなど、いくつもの原因が細胞の中にある発がん遺伝子のスイッチをオンにします。そして、スイッチがオンになったままで遺伝子がコピーされ、さらに別の発がん遺伝子がオンになったりしながら細胞分裂を繰り返していくにつれ、おかしな細胞、からだにとって悪い細胞が大きくなっていきます。

がんは突然できるのではなく、このような多段階のプロセスを経て、長い時間をかけて発生します。これは医学用語でイニシエーション（がんの発生段階）と言われます。

〈がん抑制遺伝子の働き〉

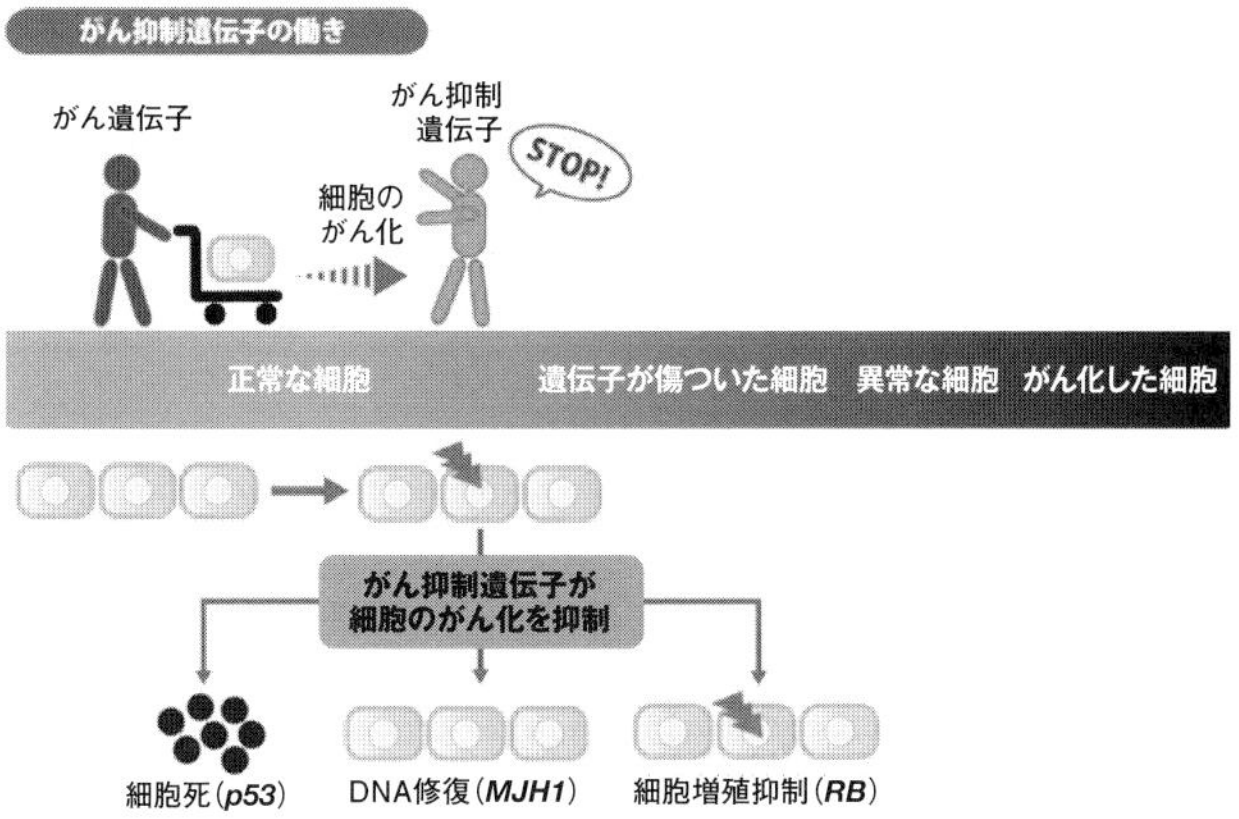

国立がん研究センターがん対策情報センターより引用

発がん遺伝子がオンになった細胞からスタートして、がん化がはじまりますが、**実は体の中にはがん化をストップする仕組みが存在しています**。

がん抑制遺伝子や発がん抑制因子、そして、免疫です。そういったものが働いて、おかしくなりかかっている細胞を修復したり、それが難しければアポトーシスといって細胞が自ら命を絶つ（自死）ように仕向け、増えないように調整しています。それでも増殖が止まらない場合には、免疫細胞が働いて細胞を壊し、がん化を防ぎます。

このように、将来がんになる異常な細胞が増えていかないようにする仕組みが、私たちの体には備わっているのです。

〈がん抑制遺伝子の不活性化〉

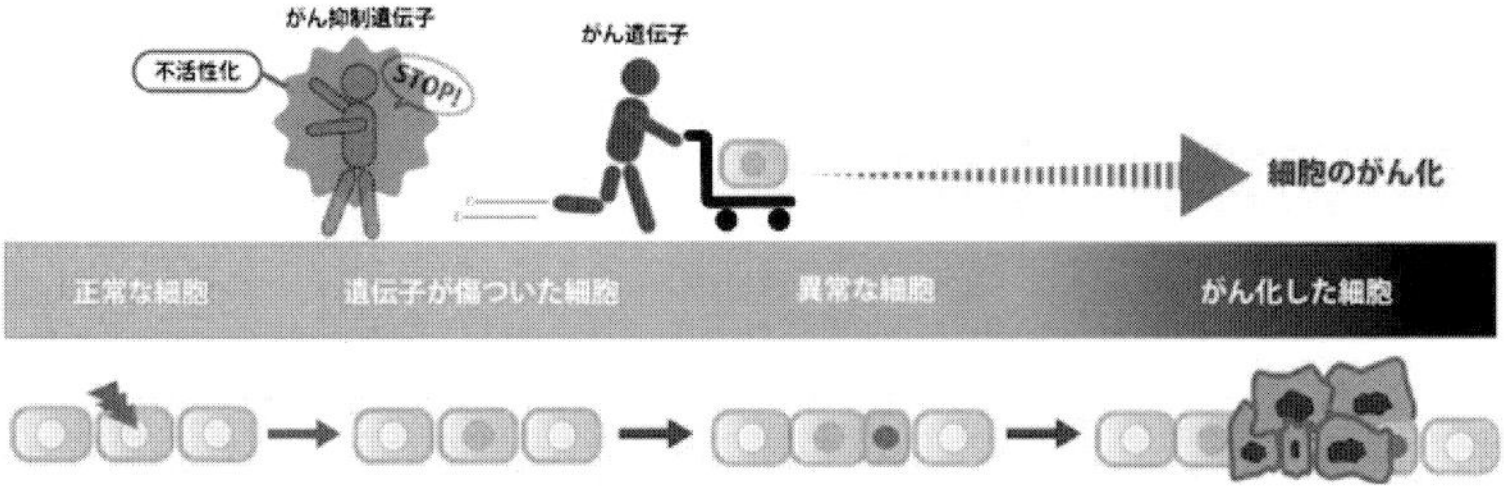

国立がん研究センターがん対策情報センターより引用

ところが、どこかの段階でそれらの仕組がうまく働かなくなると、異常な細胞がどんどん増殖を続け、最終的にはがんという病気になってしまいます。

これが、がんが発生するメカニズムです。

がんができる原因とは？

次に、がん発生のリスクを高める主な原因とその対処法についてお話します。

〈たばこを吸っている本人がなりやすいがんの種類（科学的に明らかなもの）〉

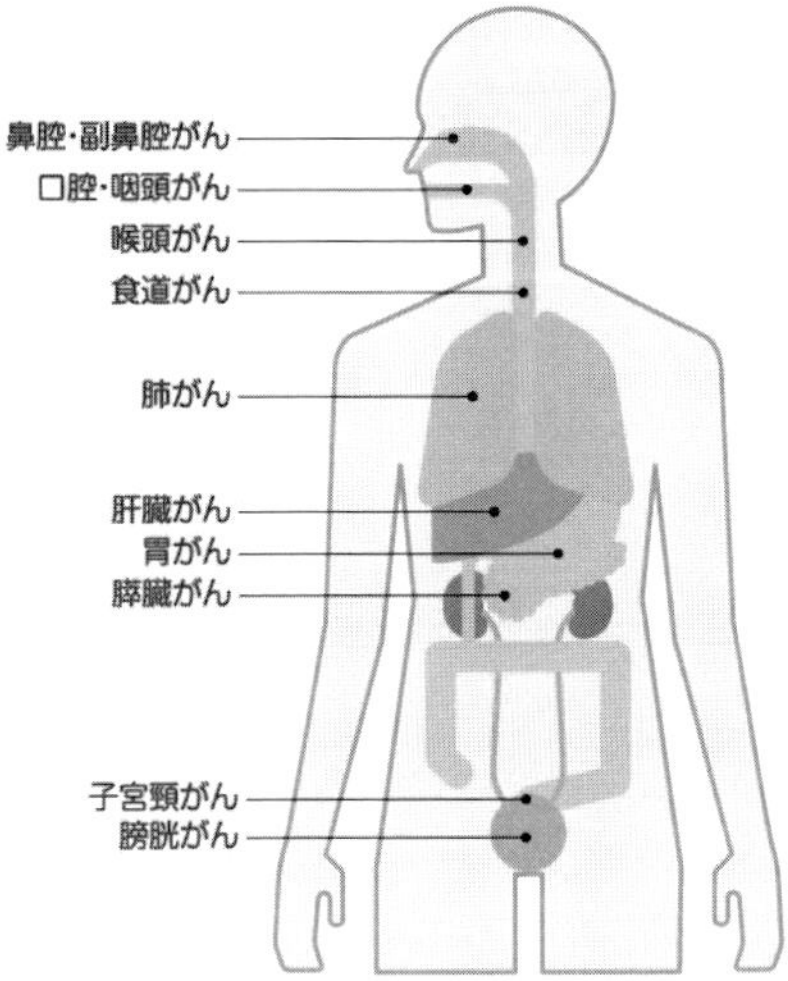

厚生労働省「喫煙と健康」喫煙の健康影響に関する検討会報告書（2016年）より引用

①喫煙

わが国の研究では、男性ではおよそ三〇％、女性では五％は、たばこが原因と考えられています。タバコには、五〇〇〇種類以上の化学物質、五〇種類以上もの発がん物質が含まれていますので、うなずけますね。例えば、ニコチンはもとより、ベンツピレン、シアン化合物、そして、カドミウムやヒ素、アンモニアまで入っています。まさに毒の缶詰と言ってもいいですね。

肺に到達した化学物質・発がん物質は、血流を通じて全身の臓器に運ばれ、その一部はＤＮＡに損傷を与えたり、発がん遺伝子をオンにして、がん細胞の発生を促します。たばこの影響は肺だけではなく全身に広がっていきますので、多くの種類のがんの発生に関与していることが明らかになっています（前図）。

たばこを吸う人は、禁煙が最も効果的な予防法になります。今まで吸っていても、これから禁煙することでリスクを減らすことができます。

②感染症

感染症は、がんになるリスクを高めることが分かっています。

感染症と聞くと不思議に思う方もいらっしゃるかもしれませんが、例えば、ヘリコバクター・ピロリは胃の粘膜に感染して生息し、胃がんのリスクを高める細菌です。もともとは人体にいない菌で、免疫力の弱い乳幼児期に生水や食べ物を摂取することで感染します。大人になるまで胃の中に棲みつづけ、慢性的に胃粘膜に炎症を起こして、萎縮性胃炎を進行させることがあり、胃壁を形成する細胞のがん化を促すと考えられています。ただし、ピロリ菌に感染している人が必ずがんになるということではありません。感染が判明した場合、抗生物質による除菌治療により、ほぼ胃がんのリスクはなくなると言われています。

もうひとつよく問題になる感染症として、**ヒトパピローマウイルス（ＨＰＶ）**があります。性交渉などにより感染し、女性の子宮頸がんや、男性の尖圭コンジローマという性病の原因となります。**このウイルスには、近年ワクチンが開発されており、感染予防が可能になりました**。とくに、初交前のワクチン接種で高い予防効果があることが最近の研究で分かっています。

③飲酒

適度な飲酒は、日々の生活にリラクゼーションや楽しみを与えてくれます。ところが、飲酒は口腔、咽頭、喉頭、食道、大腸、肝臓、乳房などのがんのリスクを上げると報告されています。

体内に取り込まれたエタノールは肝臓で代謝され、アセトアルデヒドになります。このアセトアルデヒドは、実験動物では発がん性が認められています。また、飲酒によって**免疫機能が低下することで、がんの原因となる**ことも報告されています。

もし毎日飲むのであれば、ビールなら五〇〇ccまで、日本酒は二合、焼酎は度数にもよりますが一合弱、ワインならグラス三杯以下にするのが「適量」とされています。ウイスキーはアルコール濃度がかなり高いので、ショットグラス一杯。

しかし、「適量なら百薬の長」と言われるお酒も、現在では適量というのはなく「一利もなし」というのが医学的なコンセンサスになっています。

④食材・食品

消化管のがんのリスクを高めるものとして、食肉や加工肉（ハムやソーセージなど）があり、また、塩分の多い食品は胃の粘膜を傷つけ胃がんのリスクを高めます。

さらに熱い飲食物は、口腔・咽頭・食道の粘膜を傷つけるため、適度に冷まして食べることが肝要です。

逆に、がんのリスクを下げるのは、食物繊維を含む食材や、いわゆるポリフェノールを多く含む食材（緑黄色野菜、海藻類）、キノコ類のβグルカンなどです。

⑤肥満

実は肥満も、食道がんや膵臓がん、肝臓がん、大腸がん、閉経後の乳がん、子宮体がん、腎臓がんなどのリスクを高めると考えられています。

国立がん研究センターの研究報告によると、がんになるリスクは身体活動量が高い人ほど低下する傾向にあります。運動は、血糖値を下げ、免疫機能を増強し、脂質代謝を高める効果などが期待できるため、日常的に体を動かす習慣は、がん予防や肥満解消にもつながります。

⑥化学物質

日々有害な化学物質にさらされることで、発がんリスクが上がります。アスベストによる健康被害（悪性胸膜中皮腫や肺がんを誘発）の問題は、ご存じの方も多いでしょう。

また、二〇一一年に大阪市にある印刷会社で、従業員が高確率で胆管がんにかかり死亡した事例があります。厚生労働省が調査に入ったところ、当時取り扱いに規制のなかった化学物質『1,2- ジクロロプロパン』をインク洗浄剤として長年にわたり使用し、これが胆管がんの原因になったことが判明しました。これは化学物質が原因で発がんした事例で、当時は大きくニュースに取り上げられました。

危険な化学物質を扱う場合は、人体に取り込まないように、適正にばく露防止対策を行う必要があります。

⑦ホルモン剤

近年、女性における更年期障害の治療において、加齢によって減少した女性ホルモンを補うホルモン補充療法が行われるようになってきました。治療に使用される性ステロイドホルモンは、乳房、子宮体部、卵巣がんの発症に影響を与えると考えられています。

実際の治療に際しては、医師はその適応の有無を慎重に判断し、適正な量を見極めて慎重に行うため、問題になることはごくまれであると考えられます。

がんにならないためにはどうしたらいいのか？

それでは、私たちががんにならないためには、どのような行動を取ればいいのでしょうか。

まず実践すべきことは、先に挙げた原因を可能な限り回避・解消することです。禁煙する、食生活を適正化する、適正体重を維持する、節酒をする、身体を動かすというようなことは、がんのリスクを下げることにつながります。

もっと積極的ながん対策としては、がんのリスクを先取りして調べ、リスクがあれば発症前に予防的な治療を受けるという選択肢もあります。

例えば、私たちのクリニックで提供している「ＣＴＣ検査（血液循環腫瘍細胞検的ながん検診で発見されるよりも極めてはるかに早い段階の微小がん（がんの芽）、一般査）」は、血液中を流れているがん細胞を見つける超早期発見のがん検査です。あるいは、既存がんの血行性転移のリスクを見ることができます。

この検査はリキッドバイオプシー（Liquid biopsy）と言って、体液（CTC検査の場合は血液）を用いる病理検査の一種です。がんができると、がん組織全体が一㎜にもならない非常に早いミクロの段階で血管の中にがん細胞が出てきたり、あるいは、がん細胞の中にあるMRN（ヒトのゲノムDNAを修復する酵素）やマイクロRNA（細胞間コミュニケーション物質）が細胞外に出てきたりします。

リキッドバイオプシーは、血液や尿などの体液を採取して、がん細胞そのものや、こういった様々ながん関連物質を調べて診断しようとするものです。

CTC検査のほかに、**がん細胞からエクソソームと言われるカプセルに入って血中に出てくるマイクロRNAを調べる検査（miSignal 検査）**に注目しています。

細胞間コミュニケーション物質であるマイクロRNAには多くの種類があり、構成状況を詳細に調べることで、その出どころが分かることから、微小がんの発症リスク診断に応用されるようになりました。尿中に排泄されるため、尿検体によるリキッドバイオプシーということになります。

発見が難しい卵巣がんのほか、乳がん、肺がん、膵臓がん、胃がん、大腸がんなど、どこの臓器なのかがわかる検査です。

つまり、ＣＴＣ検査で血液中のがん細胞やがん幹細胞の有無や数を調べたり、マイクロＲＮＡ検査を受けることにより、一般的な画像診断と比べて、はるか以前にがん発症の兆候や転移リスクをキャッチできるため、これまで十分な効果が見込めなかった予防治療の扉を大きく開けることになったと言えるでしょう。

ただし特殊な検査になることや、熟練した専門医療スタッフが必要になってくるため、限られた医療機関で保険外医療としてしか受けることができません。

がん細胞は、発がんスイッチが入って増殖しますが、がん抑制遺伝子が働くと増殖はストップします。逆に言うと、がん抑制遺伝子がうまく働かないと増殖は進行します。この観点からの予防法として、**がん抑制遺伝子をがん細胞に送り込む方法**があります。いわば、グレてしまった細胞の発がんスイッチをがん抑制遺伝子でどんどん切っていき、カタギの細胞に近づける治療ということです。

がんと診断された場合でも、弱くなっているがん抑制遺伝子の働きを元に戻すという目的で、**がん抑制遺伝子の点滴や局所注射**が行われています。

しかし、がん細胞、特にがんの幹細胞は実にしぶとく、それでも血中に出てくることがあります。そこで働くのがＮＫ（ナチュラル・キラー）細胞などの免疫細胞です。免疫細胞が活性化して元気であれば、がんへの対抗力が強くなるので、それらを増やすという選択肢が考えられます。私たちのクリニックでも、**再生医療技術を用いて院内のラボでＮＫ細胞を増やし、点滴で体内に戻して免疫力を強化する治療**を行っています。

がんは、加齢（老化）に伴う様々な仕組みの機能低下や、様々な老廃物の蓄積も大きな原因になっていますので、再生医療での幹細胞治療で老化を遅らせるというのもいいでしょう。

〈がん罹患率～年齢による変化〉

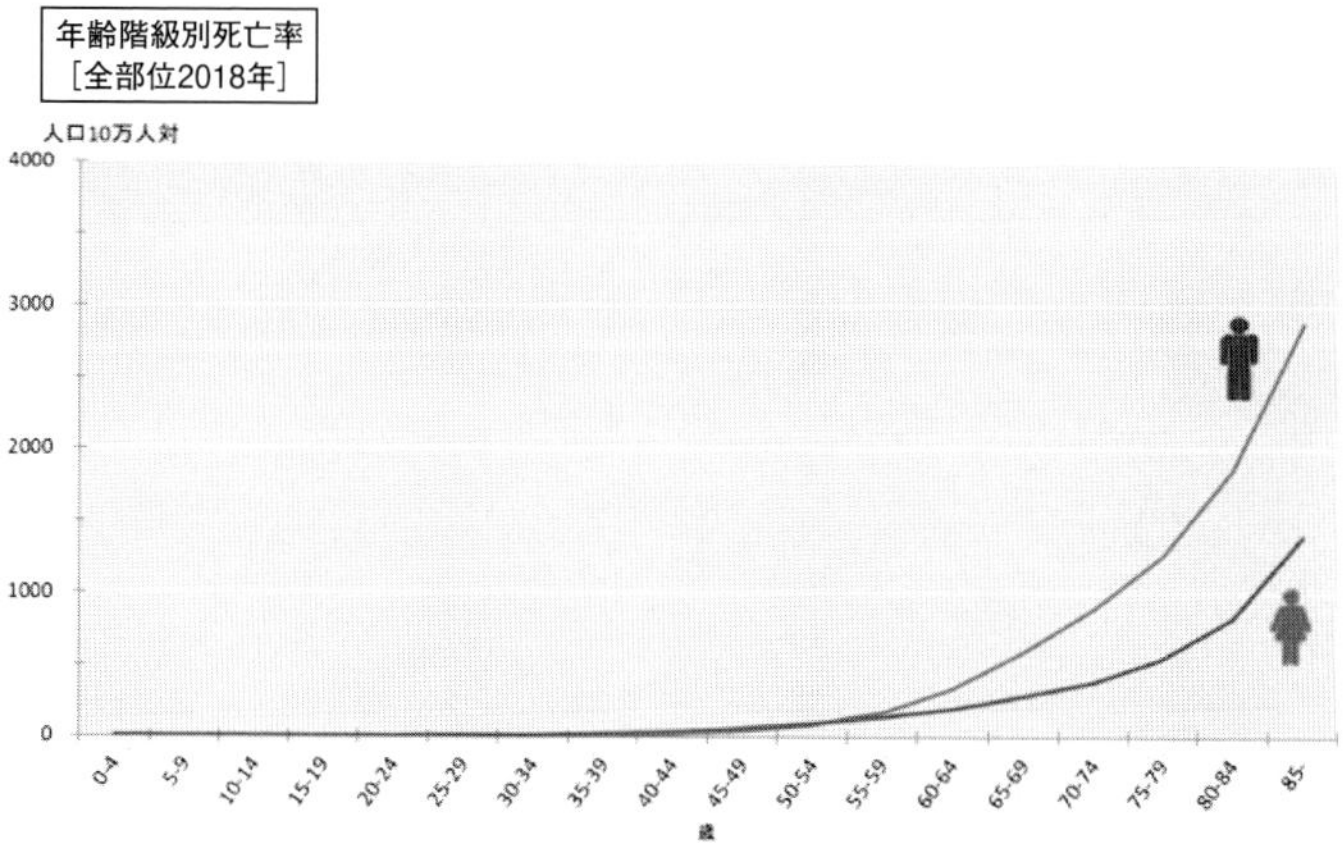

国立がん研究センターがん対策情報センターより引用

こういった検査や予防治療は、早ければ早いほど効果的です。

上のグラフは、二〇一七年のがん罹患率を表したものですが、男女とも四五歳台前後から罹患率が高くなってきています。特に男性の場合は、五〇歳台から非常にカーブが上がってきます。この年代の働き盛りの時に、がんでダメージを受けるのは一番辛いことだと思います。

ＣＴＣ検査を三〇歳台に行えば、このグラフを一〇年後ろにずらすことを目指すことができます。年をとってからの治療は、若い人よりも反応が悪い傾向がありますので、早めの検査、早めの治療がより望まれます。

がんの標準治療について

健康保険制度で受けられるがんの治療は「標準治療」と呼ばれます。標準治療は、エビデンスレベルの高い臨床研究をもとにした医学的にみて根拠のある治療法で、国内外の多くの専門家が安全性や有効性を検証して確立されたものです。

標準治療は「手術」、「化学療法（抗がん剤治療）」、「放射線治療」の三つの治療であり、保険の広告などでよく耳にする「がんの三大療法」とはこれらのことを指します。

手術と放射線治療は「局所療法」で、原則的に遠くの臓器への転移（遠隔転移）がなく、局所に留まっているがん組織を物理的に取り除いたり、放射線の力で死滅させたりします。一方、化学療法は「全身療法」で、抗がん剤やホルモン剤、免疫チェックポイント阻害剤などを血流に乗せて、あるいは局所投与でがん組織に送り込むというものです。

このように、一定の治療効果が期待できる標準治療ですが、治療後に問題となってくるのが、がんの幹細胞です。

がんの幹細胞を女王バチに例えると、がん細胞は働きバチで、一億個に一個程度と言われる女王バチ（がん幹細胞）は、働きバチ（がん細胞）を生み出す役割をしています。抗がん剤や放射線治療は、働きバチを減らすことはできますが、女王バチを殺すことは難しいのです。

もちろん、女王バチは排除できないということではありません。最も効果的なのは、物理的にがん組織を手術で全部取り切ることですが、肉眼的に手術で患部を広めに切除したとしても、すでに血管やリンパ管の中に女王バチが逃げてしまっていることがままあり、それが再発の原因になります。

特に乳がんは、骨髄の中に女王バチが逃げ込んで、冬眠することがあります。そのため乳がんの場合は、一〇年、一五年経ってからでも発症するケースがあり、五年生存率ではなく、長く経過観察をしなければなりません。

女王バチが残っていれば、新たに働きバチを産んで増殖します。さらに悪いことに、どういった抗がん剤が子供のがん細胞にダメージを与えたのかという情報が女王バチの中に取り込まれ、それに耐性のある子供たちができてしまうのです。

抗がん剤が効かなくなったから、別の抗がん剤に変えましょうという話になるのは、薬剤耐性が起きるからです。そして、何回も抗がん剤を変えていくうちに、効くものがなくなっていくことはよくあることなのです。

ですから、**標準治療で一旦は働きバチの数が少なくなったときに、さらにどういう手を打つかがとても大事になってきます**。自分の免疫力だけでは心もとないことも多いため、遺伝子治療なり、免疫療法なり、光免疫療法なり、その他いろいろな先進的な方法を使っていくことによって、治癒率が高まると思います。

標準治療も他の療法（いわゆる保険適応外の自由診療）も、うまく使えばいいと思うのですが、日本では混合診療は認められていません。標準治療だけでは手に余ることが少なくないため、できればＣＴＣ検査などの先進的な検査で治療後の状態を評価して、次の一手を考えていくのが望ましいと思います。

がん治療とＱＯＬ

ＱＯＬ（クオリティ・オブ・ライフ）という言葉は、しばしば病気の治療を語るときに使われる言葉です。〝生活の質〟とも訳されますが、具体的に述べると、病気の治療に伴う肉体的、精神的、経済的な質のことを指します。

通常のがん治療では、がん細胞も正常な細胞も同じようにダメージを受けるため、副作用で体が辛い、髪の毛が抜ける、あるいは仕事が続けられないという状態になりがちで、ＱＯＬが低下した生活を送ることになります。たとえ治療が完了して退院したとしても、普通の生活に戻るのに長い時間がかかる、あるいは以前と同じ生活や働き方はできなくなる、ということも往々にしてあります。

もちろん、病気を治すために患者さんはそういったことを覚悟して治療を受けるのですが、生存することと、普段の生活に戻れることはまた別の話です。


ＱＯＬを高めるには、正常な細胞には害を与えず、がんに対してのみ効果を上げるような方法が望まれるのは言うまでもありません。

例えば「高分子抗がん剤治療」では、医学的な根拠のある標準治療と同じ抗がん剤「シスプラチン」などを使用します。これは効果が望める代わりに、副作用も強い抗がん剤です。

この「シスプラチン」を、がんだけにダメージを与えるように加工して投与することで、他の健康な細胞を害することなく、副作用が抑えられ、治療中も普段通りの生活を続けることができるようになります。つまり、ＱＯＬを落とさずにすみます。

別の抗がん剤を同じように加工して投与した例（※８）では、終末期のがん患者さんが車椅子から立って歩き、調子が良いときにはラーメンを食べに行くまでになったケースが報告されています。

※8　『がん治療革命「副作用のない抗がん剤」の誕生』（発行：文藝春秋）より

また、**がん治療を受けた後の免疫や体力向上には、免疫療法や幹細胞療法が効果的です**。

臓器を切除する手術や、正常細胞にも等しくダメージを与える抗がん剤や放射線治療は、身体機能を落としてしまいます。本来は味方になってくれるはずの免疫細胞も、抗がん剤や放射線で働きが弱くなるのです。

栄養をとろうとしても、消化器系も治療でダメージを受けてしまうため、栄養が十分とれずに低タンパク状態になり、筋肉も落ちて体力がなくなります。退院後に調子が良かったとしても、このような状態のため、以前の仕事に戻れないという話もよく耳にします。

術後のこうした状態は、精神的にも肉体的にも支援を必要とするフレイル状態と言うことができるでしょう。

そこで、活躍するのが幹細胞療法です。

再生医療としての幹細胞療法は、自身の皮下脂肪などにある幹細胞を取り出し、増やして体に戻すことにより、ダメージを受けた箇所を再生させて、早く回復をすることが期待できる治療です。

これからのがん治療は、がん細胞を確実に叩く治療にとどまらず、体調面をも考慮した幅広い視野で考えていく必要があります。がん治療は、なるべくは体調が維持された状態で行うことが望まれます。

がんは一筋縄ではいかない病気です。

人によって性格が違うように、がんの性質もまちまちですから、状況に応じた個別の治療が必要になってきます。私たち医師は、知識と経験に加え、それぞれの患者さんごとに最適な治療方針を立てる診療能力も求められます。

がんで苦しむ人の力になりながら、がんを克服できる未来に向けて、これからも全力で取り組んでいく覚悟です。

ありがとうございました。

あとがき

いかがだったでしょうか。

知っていただきたいのは、どんなに今を輝いて生きていても、がんになれば一気に輝きは消え去ります。それまで培ってきた財産も人脈も経験も、すべてが崩れてしまうほどの衝撃です。

そうならないために……。

まずはがんにならないようにしてください。だれでもがんになる時代です。自分ががんになるはずがないと過信しないでください。謙虚な気持ちになって、生活を見直してください。自堕落な生活を続けていると、必ず後悔することになります。私がそうでした。

検査を受けて早期に発見しましょう。できたら、本書でお話ししたＣＴＣ検査のような超早期でがんが発見できる検査を受けていただきたいと思います。がんの兆候が

あれば、免疫力を高めたり、遺伝子を修復する予防法があります。

早期に発見するつもりで検査を受けたらがんが広がっていたという場合もあるでしょう。そんなときでもあきらめないで大丈夫です。方法はいくらでもあります。

あわてないできちんと戦略を立てて治療に取り組めば、たとえ末期がんであっても生還できる人もいます。

私は、投資家の視点からがん医療を見つめました。自分の人生の投資家は自分自身です。得をするか損をするか。その分かれ目はいろいろありますが、がんになればほとんどの場合、大損です。破産かもしれません。失敗の最大の要因ががんです。

そうならないためにはどうするか？　自分の人生への投資を失敗しないための指南書のつもりで書きました。

たった一回の人生です。

思う存分楽しみたいと思いませんか。そのためにはがんになってはいけません。

健康なうちから、がん対策は考えておいてください。

二人に一人ががんになります。一〇〇〇人の会社なら五〇〇人ががんになるのです。

恐ろしい数字です。ならない二分の一に入りましょう。運悪くなったとしても軽度のがんであればつらい治療をしなくても治ります。十分に仕事もできます。ここで留めておきましょう。それ以上、がんと付き合わない。そんな人生を送る参考にしていただければと思います。

最後まで読んでいただき感謝申し上げます。

みなさまのご健勝とご多幸をお祈りして筆をおきたいと思います。

太田清五郎

ナチュラルハーモニークリニック表参道

〒150-0001
東京都渋谷区神宮前 6-25-14
JRE神宮前メディアスクエアビル5階
https://natucli.com/
電話　0800-800-4977

森田祐二（もりた・ゆうじ）
東京医科大学卒業後、札幌医大、国立がんセンター等で研究活動や内科臨床、予防医療に従事。現在、医療法人新産健会（札幌）、同志社大学生命医科学部アンチエイジングリサーチセンター／糖化ストレス研究センター（京都）、ナチュラルハーモニークリニック表参道および神宮外苑Woman Life Clinic（東京）などで、再生医療、抗加齢医療、最新がん医療等についての臨床やそれらの啓蒙・普及活動を精力的に展開している。

- 日本内科学会認定医
- 日本抗加齢医学会専門医・評議員
- 国際細胞学会 Cytopathologist
- 国際スポーツニュートリション協会サプリメントアドバイザー
- 月経血幹細胞臨床研究会学術理事
- 糖化ストレス研究会監事
- 日本再生医療学会会員
- 国際集学的治療学会会員

主な著書
『自分の年齢は自分で決める』 現代書林
『抗加齢医療』（分担執筆） 新興医学出版社　など

太田清五郎（おおた・せいごろう）

1963年7月生まれ。中央大学法学部卒業。

1988年、松下政経塾に9期生として入塾。

1990年、㈱アンダーセンコンサルティング（現、㈱アクセンチュア）

1995年、プラウドフットジャパン㈱入社。

その間、IT戦略をはじめ再生ファンド直轄の全社的収益改善、企業再生等のプロジェクトを多数手がける。

1995年より、㈱フォーシスアンドカンパニーほか数社のオーナー経営に従事。

1999年、マネックス証券設立に参画、社外役員に就任。

その他、数社の社外役員を務める。

現在は㈱フォーシス アンド カンパニーと㈱コンサバティヴホールディングスの代表取締役を務め、ナチュラルハーモニークリニック表参道を運営する。

主な著書
『よくわかる幹細胞治療入門』　KKロングセラーズ　2022年
『孫子の兵法』（解説）　きこ書房　2006年
『バフェット流投資術』（解説）　きこ書房　2006年
『仕事は楽しいかね?』（監訳）　きこ書房　2007年
『お金と幸せを呼び込む魔法の質問』　きこ書房　2007年

がんの「超早期発見・超早期治療」
投資家・経営者なら知っておきたい

2023年4月1日　初版発行

著　者　森田祐二　太田清五郎
発行者　真船美保子
発行所　KK ロングセラーズ
新宿区高田馬場 4-4-18　〒 169-0075
電話（03）5937-6803（代）
http://kklong.co.jp/

印刷・製本　大日本印刷（株）
落丁・乱丁はお取り替えいたします。※定価はカバーに表示してあります。
ISBN978-4-8454-2508-2　Printed in Japan 2023